생일체질로
면역력과 건강의 힘 키우기

생일체질한의원장 한의학박사 이주연

맑은샘

　처음부터 순서대로 읽으면 내용이 어렵게 느껴지고 이해도 힘들 수 있다. 쉽고 편안하게 읽을 수 있는 방법을 소개한다.

⑴ 가장 먼저, 13페이지로 간다.

⑵ 생일(양력)을 기준으로 자신이 해당하는 생일체질을 찾는다.

⑶ 찾은 자신의 생일체질 옆에, 그 체질을 설명하는 글들이 위치하는 페이지가 적혀 있다.

⑷ 그 페이지로 가서 자신의 생일체질에 대한 설명을 먼저 읽는다.

⑸ 자신의 생일체질을 이해했을 때, 책을 처음부터 읽는다.

⑹ 만약 자신의 생일체질을 이해했음에도 불구하고 순서대로 읽는 것이 어렵다면, 자신의 생일체질에 해당하지 않는 부분은 건너뛰며 읽는 것이 좋다.

⑺ 다른 사람의 생일체질이 궁금하다면, 그 사람이 해당하는 생일체질을 찾는 13페이지부터 시작한다. 그 사람에 맞추어 처음부터 시작하는 것이다.

PART 2 자연과 사람

PART 1

생일체질

chapter 01
나의 생일 체질 찾기

1. 생일체질의 정의

생일체질을 간단하게 정의하자면, '태어날 때의 기후 조건이 그 사람의 체질적 특성에 영향을 미친다'는 하나의 가설을 가지고, 한의학 전반을 재편집하여 이론 체계를 만들고, 그 이론 체계를 임상에서 실천하는 것이다.

2. 생일체질의 필요성

본래 한의학은 개체 의학이며 맞춤 의학이다. 따라서 한의학적으로 생각하면 한 사람 한 사람이 모두 다른 체질이어야 한다. 다시 말해서 천 명의 사람이 있다면 천 가지의 체질이 존재하는 것이다. 그렇게 생각하여야 그 사람에게 딱 맞는 체질적 특성을 반영할 수 있기 때문이다. 하지만 그렇게 체질을 구분하는 것은 너무나 어려우므로, 중간 단계로서 생일체질이 필요하다. 중간 단계로서 생일체질을 이용하여 먼저 비슷한 특성이 있는 사람들을 진찰하고 치료법을 세우는 것이다. 일단 12가지 체질로 분류하고 다음으로 개인의 특성에 맞추는 맞춤 의학으로 나아가는 것이다. 따라서 개인의 특성에 맞는 맞춤 의학을 제공하여 치료의 완성도를 높이기 위해서 생일체질은 꼭 필요하다.

3. 당부의 말

당부의 말이 있습니다. 간단하게 말해서 예쁘게 봐 달라는 것입니다. 생일체질은 어찌 보면 처음으로 한의학의 큰 줄기인 내경 시대의 건강 관리와 상한론 시대의 상한 온병과 후세방 시대의 비위론, 보음론, 보양론을 생일체질을 기준으로 통합하는 새로운 시도입니다. 다시 말해서 생일체질을 이용하여 모든 한의학을 통합하는 노력을 처음으로 하는 것입니다. 처음으로 출발하는 학문이기에 부족한 점이 많지만, 앞으로 더욱 연구·개발하여 완성도를 높여갈 것입니다. 현재의 부족함만으로 쉽게 비판하는 것은 거두어 주시고 앞으로 더욱 발전시키는 것에 도움을 주시고 격려해 주시길 바랍니다.

잘못된 점과 부족한 점은 언제라도 지도해 주시면 성장의 밑거름으로 이용할 것입니다. 앞으로도 더욱 노력하여 생일체질을 발전시키고 대중들의 일상생활과 질병 치료에 도움이 되도록 할 것입니다.

4. 생일체질의 분류

생일체질은 다음과 같이 분류한다.

숫자는 생일(양력)이다. 페이지는 해당하는 체질에 대한 설명이 있는 곳이다. 생일로 자신의 체질을 찾고 페이지로 가서 체질에 대한 설명을 볼 수 있다.

(1) 냉성 무력 체질 – 2월 5일 ~ 2월 20일 (p19)
주로 초봄의 기후 영향을 받는다.
초봄의 기후는 봄의 기후가 주를 이루고 겨울의 기후가 일부 섞인 것이다.

(2) 무력 체질 – 2월 21일 ~ 4월 20일 (p25)
주로 봄의 기후 영향을 받는다.

(3) 열성 무력 체질 – 4월 21일 ~ 5월 4일 (p34)
주로 늦봄의 기후 영향을 받는다.
늦봄의 기후는 봄의 기후가 주를 이루고 여름의 기후가 일부 섞인 것이다.

(4) 무력성 열 체질 – 5월 5일 ~ 5월 20일 (p40)

주로 초여름의 기후 영향을 받는다.

초여름의 기후는 여름의 기후가 주를 이루고 봄의 기후가 일부 섞인 것이다.

(5) 열 체질 – 5월 21일 ~ 7월 21일 (p42)

주로 여름의 기후 영향을 받는다.

(6) 습성 열 체질 – 7월 22일 ~ 8월 6일 (p49)

주로 늦여름의 기후 영향을 받는다.

늦여름의 기후는 여름의 기후가 주를 이루고 가을의 기후가 일부 섞인 것이다. 특히 습기가 많다.

(7) 염증성 건조 체질 – 8월 7일 ~ 8월 21일 (p56)

주로 초가을의 기후 영향을 받는다.

초가을의 기후는 가을의 기후가 주를 이루고 여름의 기후가 일부 섞인 것이다. 특히 점막의 염증이 많다.

(8) 건조 체질 – 8월 22일 ~ 10월 21일 (p59)

주로 가을의 기후 영향을 받는다.

생일체질로 면역력과 건강의 힘 키우기

(9) 냉성 건조 체질 – 10월 22일 ~ 11월 6일 (p64)

주로 늦가을의 기후 영향을 받는다.

늦가을의 기후는 가을의 기후가 주를 이루고 겨울의 기후가 일부 섞인 것이다.

(10) 건조성 냉 체질 – 11월 7일 ~ 11월 21일 (p69)

주로 초겨울의 기후 영향을 받는다.

초겨울의 기후는 겨울의 기후가 주를 이루고 가을의 기후가 일부 섞인 것이다.

(11) 냉 체질 – 11월 22일 ~ 1월 20일 (p71)

주로 겨울의 기후 영향을 받는다.

(12) 무력성 냉 체질 – 1월 21일 ~ 2월 4일 (p78)

주로 늦겨울의 기후 영향을 받는다.

늦겨울의 기후는 겨울의 기후가 주를 이루고 봄의 기후가 일부 섞인 것이다.

위에서 적은 날짜는 대략적인 것이고, 체질을 정확하게 분류하기 위해서는 만세력을 이용하여 해당하는 절기를 찾아야 한다.

5. 생일체질의 확정 진단

생일체질을 감별하기 위해서는 세 단계 진단을 거친다. 추정 진단, 예비 진단, 확정 진단이다.

추정 진단은 생일이 해당하는 절기를 기준으로 진단한다. 생일을 이용하여 자신이 해당하는 절기를 찾고, 다시 해당하는 생일체질을 찾는다. 생일을 기준으로 해당하는 체질을 찾으면 추정 진단을 마치는 것이다.

예비 진단은 추정 진단된 생일체질의 특성에 대한 설명을 살피고 나서, 그 특성과 자신의 몸의 상태를 서로 비교하여 서로 일치하는 것을 기준으로 진단한다. 서로 일치하면 예비 진단을 마칠 수 있다.

확정 진단은 예비 진단된 생일체질에 맞는 건강 관리법을 이용하여 관리하거나 생일체질에 맞는 한약으로 질병을 치료하여 효과가 나타나는 것을 기준으로 진단한다. 생일체질에 맞는 건강 관리법과 한약 치료가 효과가 좋았다면 확정 진단을 마칠 수 있다.

확정 진단을 마쳐야 자신의 체질이 생일체질적으로 어떤 체질인가를 비로소 정할 수 있다. 그 이전까지는 확정적으로 생각하면 안 되고 단지 그럴 가능성이 크다고만 생각해야 한다.

예를 들어 3월 10일에 태어났다면, 해당하는 절기는 경칩이다. 경칩은 봄에 해당하므로, 무력 체질로 추정 진단한다. 추정 진단된 무력 체질의 특성은 에너지 부족으로 인한 무기력이다. 무력증은 기운이 없고 자꾸 눕고 싶거나 입맛이 없고 소화도 안 되고, 헛땀이 나거나 마비가 오거나 저리고, 의욕이 없고 신경이 예민하다. 본인의 평소 상태가 이러한 증상들과 일치한다면 예비 진단을 내린다. 예비 진단된 무력 체질에 근거하여 무력증을 치료해 주는 생일 보약을 복용하였더니 효과가 좋았다면 비로소 무력 체질로 확정 진단한다. 세 가지 단계를 거쳐 체질적 특성이 맞음을 확인하여야 확정 진단할 수 있다. 확정 진단이 내려지면 그 진단에 근거하여 건강 관리와 질병 치료를 지속할 수 있다.

건강할 때는 체질적 특성이 잘 나타나지 않는 경향이 있으므로 진단이 어렵고, 체질과 반대되는 환경에서 오래 생활하면 환경의 영향으로 체질적 특성이 가려져 있으므로 진단이 어렵다. 또 다른 여러 가지 질병으로 인한 증상들이 있을 때는 그 증상들이 체질적 특성을 가리거나 왜곡시키므로 진단이 어렵다. 진단이 어려울 때는 굳이 체질 진단을 서두르지 말고 체질 진단이 쉬워지는 때를 기다렸다가 다시 시도하거나 생일체질한의원에 방문하여 전문적인 진단을 받으면 된다.

건강하여 체질적 특성이 잘 나타나지 않을 때는 굳이 체질 진단을 할 필요가 없다. 이미 건강 관리를 잘하고 있기 때문이다. 이런 사람은 몸이 약해져서 체질적 특성이 나타나는 때를 기다려 체질 진단을 다시 시도하면 된다.

여러 질병의 증상들이 체질적 특성을 가리거나 왜곡시킬 때는 먼저 질병들을 치료하고 난 후에 다시 체질 진단을 시도하면 된다.

한의원에서 체질 진단을 할 때 가장 어려운 경우는 건강하신 분들이 체질 진단만 받으러 오는 경우이다. 선천적으로 타고 난 취약점이 그 사람의 체질적 특성을 이루는 것이므로, 체질 진단이 잘 되려면 몸이 약해져서 그 취약점이 잘 드러나야 한다. 다시 말해서 어떤 자극에 대한 반응이나 불편한 증상들이 드러나야 한다. 만약 건강하여 드러나는 증상이 없으면 체질을 정확하게 진단하기 어렵다. 건강한 상태에서 체질 진단을 받고 싶어 하시는 분들은 이것을 명심해 주길 바란다. 그런 이유로 사석에서 건강한 사람을 대상으로 이루어지는 체질 진단은 더욱 어려워진다.

체질 진단이 어려울 정도로 건강하신 분들은 질병이 오더라도 굳이 체질적 배려가 필요하지 않은 경우가 많다. 대증 치료만 해 주어도 충분하기 때문이다.

따라서 생일체질 치료는 모든 환자분을 대상으로 하지 않는다. 허약한 상태에서 질병이 발생했을 때만 체질적 배려를 하는 것이다. 이때 선천적으로 타고난 취약한 부분을 보충해 주는 것을 중심으로 삼고, 필요한 나머지 치료를 함께 이용하여 치료를 완성하는 것이다. 만약 허약하지 않은 상태라면 대증 치료와 해독 치료만으로도 치료 효과가 충분히 나타난다.

6. 체질별 특징

(1) 무력 체질

무력 체질은 냉성 무력 체질, 무력 체질, 열성 무력 체질로 구성된다.

㉮ 냉성 무력 체질

• 냉성 무력 체질의 진단

보통 2월 5일(양력)부터 2월 20일(양력) 사이인 초봄에 태어난 사람들이 많다.

• 초봄과 냉성 무력 체질

봄이 중심이면서 봄의 기운과 겨울의 기운이 만나는 중간 계절이다. 공기는 이미 따뜻해졌다. 따뜻한 바람이 잘 불고 닫혀 있던 피부가 열리는 시기이므로 독감 또는 온병이 유행하는 시기다. 피부에 수분이 늘어나지만, 수분을 관리할 에너지가 부족하고 따뜻한 기운이 열을 잘 발생시켜 열병과 수분 부족증을 잘 발생시키는 계절이다.

흔히 입춘 시기에 대한 오해가 있다. 입춘을 겨울로 아는 경우가 많다는 사실이다. 얼음이 녹지 않았고 공기가 여전히 차갑게 느껴지기 때문이다. 하지만 녹지 않은 얼음이 있더라도 이미 공기는 따뜻해졌고 그 얼음도 이미 녹기 시작했다. 우수가 되면 모두 녹게 된다. 잘 생각해 보면 봄은 얼음이 녹을 때 오는 것이 아니라, 얼음을 녹일 수 있는 땅속의 열기가 한 점 생겨날 때부터 오는 것임을 알 수 있다. 얼음으로 덮인 땅 위에서 이미 봄이 왔다고 말할 때, 아직 남아 있는 얼음만을 보고 틀렸다고 할 것이 아니라 보이지 않는 곳에서의 변화를 감지할 수 있어야 한다. 우리 선조들은 현명해서 땅 위의 날씨는 겨울처럼 춥지만, 땅속에서 올라오는 온기를 느끼고 입춘이라 한 것이다.

사람의 몸도 이와 비슷한 변화가 있다. 노화의 과정이다. 보통 우리가 노화를 인식하고 생각하게 되는 건 갱년기에 접어들면서부터이지만, 노화는 이미 22~24세쯤 시작한다.

이 차이는 어디에서 오는 걸까? 보이는 것과 보이지 않는 것의 차이라고 할 수 있다. 보이는 것을 우선으로 생각하고, 보이는 것만을 인정하려는 경향이 강하여 나타나는 오해이다. 노화 현상이 겉으로 드러나 쉽게 알 수 있는, 갱년기에 이르러 노화를 대비하려거나 치료하려고 하면 늦을 것이다. 진정 노화를 대비하고 치료하려면 속에서 보이지 않게 일어나는 20대 초반부터 대비하고 치료해야 한다.

한의학의 이치도 이와 같아서 눈에 보이지 않는 변화부터 진찰하고 치료한다. 하지만 환자는 보이지 않는 변화를 잘 알지 못하기 때문에 환자와의 소통에 어려움이 있다. 진정한 치료를 추구하지만, 환자의 호응을 얻지 못할 때가 많은 것이다. 근본 치료를 하기 어려운 이유다.

변화하는 기운이 쌓여 변화하는 형태를 이루고, 보이지 않는 곳에서의 변화가 쌓여 보이는 곳의 변화가 일어난다. 이것을 질병에 적용하면 일상의 작은 잘못이 쌓여 작은 문제들을 만들고 다시 작은 문제들이 쌓여 결국에 큰 병을 만드는 것이다. 따라서 보이지 않는 것을 말한다고 하더라도 일단은 믿어야 한다. 그래야 초기에 병을 고칠 수 있고 큰 병이라도 효율적으로 치료할 수 있다. 이것이 진정한 치료에 한 발 디디는 것이고 한의학의 장점을 최대한 이용할 길이다.

여기에서 주의해야 할 특징이 있다.

겨울에서 봄으로 넘어가는 중간 계절과 여름에서 가을로 넘어가는 중간 계절은 똑같이 따뜻함과 서늘함이 교차하므로 어찌 보면 같은 상황이다. 그런데 한쪽은 바람이 많고 한쪽은 습기가 많다. 한(냉)기가 열기를 만나는 초봄에는 바람이 일어나고, 열기가 한(냉)기를 만나는 초가을에는 습기가 발생한다. 열기는 저기압으로 흡입력이 있으므로 한(냉)기를 추동하여 풍이 일어나고, 한(냉)기는 고기압으로 응축력이 있어 열기 속에 있는 수분을 수렴하여 습도를 만들어낸다. 한(냉)기와 열기가 만나는 같은 상황이지만, 무엇이 중심이냐에 따라서 다른 현상이 일어나는 것이다.

체질적 특성에서도 이러한 현상이 있다. 열 체질과 냉 체질의 체질적 경향이다. 열기의 문제가 오래되거나 심해지면 한(냉)기의 문제가 겹치고, 한(냉)기의 문제가 오래되거나 심해지면 열기의 문제가 겹친다. 이렇게 되면 열 체질인지 냉 체질인지 구분하기가 어려워진다. 특히 열 체질의 경우 냉 체질로 오해하는 사례가 많이 발생한다. 이때 중심이 되는 기운을 찾아내는 것이 중요하다. 열이 중심이면 열 체질이고 냉이 중심이면 냉 체질이다.

초봄이 체질에 미치는 영향을 살펴보자. 이때는 겨울이 끝나고 봄이 시작하므로 겨울의 얼음이 처음 불어온 따뜻한 바람에 녹기 시작하는 시기다. 따뜻한 바람이 처음으로 불기 시작한 시기이므로 아직은 추위도 남아있고 얼음도 남아 있다. 이때 사람의 상태는 동태가 녹아 흐물거리는 것과 같다. 따라서 무기력하고 생기가 없고 푸석푸석해진다.

• 냉성 무력 체질의 주요 특성과 증상

무기력한(기운 없는) 특성을 중심으로 냉한 특성이 일부 섞였다. 따라서 기운이 없는 증상에 찬 증상이 일부 섞여 나타난다.

기운이 없는 증상을 간단히 살펴보면, 에너지 부족으로 무기력해지고, 하품을 하고 피곤하고 자꾸 눕거나 자려 하고 어지러움을 느낀다. 심장 무력증으로 인한 신경 예민 스트레스가 많고, 폐 무력증으로 숨이 짧아진다. 위 무력증으로 소화 불량, 식욕 부족, 위하수, 차멀미가 잘 나타나고, 장 무력으로 설사, 알레르기 질환(알레르기 비염, 알레르기 피부), 탈장이 잘 나타난다. 또 신경 무력으로 저림, 마비 증상이 나타나며, 근육 무력으로 늘어짐과 관절 변형이 잘 나타난다.

찬 증상을 간단히 살펴보면, 추위를 많이 타고, 손발과 아랫배가 차

생일체질로 면역력과 건강의 힘 키우기

다. 관절과 근육이 아프고 근육 경련이 잘 나타나며, 몸살감기, 두통, 복통, 설사가 잘 나타나고, 혈허 증상인 통증, 불면, 변비, 구화증(식욕은 좋은데 먹으면 소화가 안 되는 증상)이 나타난다.

긴 시간 건조했으므로, 인체가 가장 건조한 때이다. 피부가 가장 건조해지니 보호막 기능이 제일 약하다. 무기력하고 생기가 없으면서 보호막이 약하니 독감에 잘 걸린다. 특히 1년 중에 제일 건조해지는 시기이므로 수분이 부족해서 나타나는 독감(온병)이 잘 나타난다. 독감은 주로 1월부터 4월까지 발생하고, 특히 2월에 심하다. 따라서 냉성 무력 체질은 독감의 특성을 잘 나타내 주는 체질이다.

추운 곳에서 갑자기 따뜻한 곳으로 가면, 몸이 근질근질하고 찌릿찌릿하고 따갑다. 따라서 마비증, 저림증도 잘 나타난다.

•냉성 무력 체질의 건강 관리

기운이 보충되도록 잠을 충분히 자고, 혈액 순환이 잘되도록 반신욕과 족욕을 하고, 수분 보충이 잘되도록 야채를 먹는다. 핫요가, 명상, 산책이 좋다.

•냉성 무력 체질의 활용 예

냉성 무력 체질의 한포진

한포진을 앓고 있는 친구가 한의원에 내원하였다. 손끝의 혈액 순환을 촉진하고 피부에 수분이 촉촉해지는 약을 처방하고 집에서 손을 따뜻하게 관리하고 손에서 땀이 잘 배출되도록 도와주라 하였다. 나중에 확인하니 보름 정도 지나서 모두 개선되었단다.

한포진은 겨울에서 봄으로 넘어갈 때 주로 나타나는 증상으로 손끝을 중심으로 심하면 손바닥까지 피부가 자꾸 벗겨지는 증상이다. 무력성 냉 체질, 냉성 무력 체질, 무력 체질에서 주로 나타나지만, 냉성 무력 체질에서 많이 나타나는 증상이다. 겨울에 얼었던 피부가 녹으면서 들뜨게 되고 그것이 자꾸 벗겨지는 것이다. 날씨가 완전히 따뜻해지고 수분이 촉촉해지면 없어진다.

냉성 무력 체질의 하지 경련

다리가 저리고 쥐가 잘 나는 냉성 무력 체질 환자분이 내원하였다. 저리는 것은 마비 증상이다. 에너지가 부족할 때 나타나는 증상이다. 쥐가 나는 것은 근육의 경련이다. 경련의 원인은 여러 가지가 있지만, 에너지가 부족할 때도 잘 나타난다. 냉성 무력 체질은 에너지가 부족하므로 저리거나 경련이 발생할 수 있다. 다른 증상을 살펴보니 에너지가 부족한 증상들이 동반되었다. 에너지를 보충하는 약을 처방하는 것이 좋다.

냉성 무력 체질의 기허부종

기운이 없고 몸이 무겁고 붓는 냉성 무력 체질 환자분이 내원하였다. 냉성 무력 체질은 환절기 체질에 해당하므로 피로감이 가중되는 체질이다. 또한 냉성을 포함하므로 수분 정체가 나타날 수 있다. 전체적으로 보면 기운이 부족해서 순환 장애가 나타나고 부종까지 발생하는 상태다. 보기약을 처방하는 것이 좋다.

㉴ 무력 체질

• 무력 체질의 진단

보통 2월 21일(양력)부터 4월 20일(양력) 사이인 봄에 태어난 사람들이 많다.

• 봄과 무력 체질

봄은 기본적으로 따뜻하고, 바람이 불고, 습기가 올라와 촉촉한 계절이다. 차가운 공기에 따뜻한 공기가 섞이므로 바람이 많이 불게 되고, 공기가 따뜻하니 땅속으로 숨어 들어간 수분들이 따뜻함에 의해 지표면으로 올라오고, 또한 기화되어 공기 속에 녹아들며 상승한다. 지표면과 공기 중에 수분이 많아지므로 수분을 따라서 미생물과 미세한 영양물질들도 상승한다. 말하자면 지표면에서 공기, 수분, 영양과 열이 만나서 세포와 미생물의 발생과 증식이 충분히 일어날 환경이 만들어져, 땅 위에 미생물의 복합체인 생명을 번성시키고, 먹이사슬을 통하여 더욱 많은 생명이 번성하게 된다. 이에 따라서 사람에게도 살기 좋은 환경을 제공한다.

봄이 체질에 미치는 영향을 살펴보자. 먼저 따뜻한 날씨로 인해 기압이 낮아진다. 공기의 밀도가 떨어져 공기 중의 산소량이 적어지는 것이다. 따라서 인체의 산소 유입이 적어지고 에너지를 생산하는 흐름이 약해져, 에너지가 부족해지는 기허(기운이 없는 것)의 상태가 된다. 상대적으로 영양물질은 풍부해지므로 혈은 부족하지 않다.

봄은 온도의 편차가 적당하다. 따라서 온도보다 기혈의 편차가 중요해진다. 따라서 기허를 중심 특성으로 삼는다.

• 무력 체질의 주요 특성과 증상

무기력한 특성이 강하다. 따라서 에너지가 부족해서 발생하는 무력증이 주로 나타난다. 무력증을 간단히 살펴보면, 에너지 부족으로 인하여 기운 없고 늘어지고 피곤해 한다. 자꾸 눕거나 자려 하고, 어지럽거나 하품이 잦아진다. 심장 무력증으로 신경 예민 스트레스가 많고, 폐 무력증으로 인해 숨이 짧아지며, 위 무력증으로 소화 불량, 식욕 부족, 위하수, 차멀미가 나타난다. 장 무력으로 설사, 탈장이 나타나고, 신경 무력으로 저림과 마비가 나타나며, 근육 무력으로 늘어짐, 관절 변형이 나타난다.

장의 거름막 역할에 장애가 와서 독소와 덜 소화된 물질이 유입되므로, 알레르기 질환(알레르기 비염, 알레르기 피부)이 많이 발생한다. 외부 환경에 대한 대응력이 부족하여 차멀미를 잘하고, 조금만 추워도 추위를 잘 타고 조금만 더워도 더위를 잘 탄다.

위와 장의 무력증은 심장의 혈액을 복부로 유입시키지 못하므로 심장에 무리가 올 수 있다. 심장의 흥분이 쉽게 발생하여 허열이 생기고 그 허열이 머리로 상승하여 어지러움과 두통을 일으키고, 눈, 코, 입, 귀 부위에 염증을 만든다. 기운이 없어 순환 장애가 잘 발생한다. 따뜻하면 체액의 발산이 잘 일어나므로 인체 전해질 양의 부족을 일으킬 수 있다. 전해질은 땀 속에 많이 들어있는 경향이 있다. 따라서 땀을 빼고 나면 옷이 하얗게 변색하는 경우가 많다. 전해질이 부족해지면 신경 소통의 장애를 일으킬 수 있으므로 마비, 저림 등의 증상이 나타난다. 몸이 약하니 육체적인 스트레스를 잘 받고 신경이 예민하다.

• 무력 체질의 건강 관리

기운이 부족하므로 활동을 과다하게 하면 안 되고, 에너지를 충전하는 수면의 질과 양에 신경 써야 한다. 잠을 충분히 자고 부영양소를 충분히 보충하여 부족한 에너지를 보충한다. 배탈이 잘 나므로 자극적이거나 소화하기 어려운 음식을 피한다. 덥지 않게 관리하고 땀을 흘리지 않도록 배려하고, 명상과 복식 호흡으로 마음을 안정시킨다.

• 무력 체질의 활용 예

무력 체질 소아의 고열과 탈수

아이들이 감기에 걸리면 고열에 시달리는 경우가 많다. 특히 무력 체질은 열이 잘 내리지 않고 고열이 오래가는 경우가 많다. 소화기가 약해서 수분 흡수가 잘 안 되므로 설사가 잘 나고 모공의 힘이 부족해져 헛땀을 잘 흘리므로 열을 조절하는 수분이 쉽게 부족해지기 때문이다. 또한 소화기가 약하고 유익균이 부족한 경향이 강해서 항생제를 잘못 처방하면 장 상태가 빠르게 나빠질 수 있다.

무력 체질 소아가 감기에 걸려서 고열이 발생하였다. 열이 나니 해열제를 복용하였고 그 과정에서 땀을 많이 흘리고 설사도 했다. 땀을 많이 흘리고 설사를 하면 수분이 부족해진다. 또한 동네 의원에서 감기약을 처방하면서 항생제도 처방하여 장 상태가 빠르게 나빠졌다. 며칠 후에 피부에 발진이 크게 일어나고 눈동자가 노랗게 물들었다.

소아가 무력 체질이므로 탈수가 심하게 진행되었을 가능성을 두고, 우선 응급실에 가서 수액을 보충하라고 하였다. 수액을 소아량의 기준으로 한 병 반을 투여했더니 빠르게 회복되었단다. 무력 체질은 에너지가 부족하여 수분을 흡수하는 기능도 약하고 수분을 가두는 기능도 약하다. 따라서 무력 체질이 땀을 흘리거나 설사가 나면 탈수를 조심해야 한다. 미리 수분을 보충하는 것도 중요하고, 조금이라도 탈수 증상이 보이면 빨리 수액을 보충해 주는 것이 중요하다.

무력 체질의 천식

무력 체질의 아이가 천식이 심했다. 식사 습관을 살펴보니 야채를 싫어하고 고기와 과자를 좋아한다. 무력 체질은 체질적으로 알레르기성 질환과 염증성 질환이 잘 발생한다. 알레르기와 염증을 방지하는 식사 습관은 야채를 많이 먹고 고기와 과자를 적게 먹는 것이다. 처음에는 아이가 말을 안 듣고 야채 먹는 것을 힘들어하니, 어머니도 적극적으로 권유하지 못하여 음식을 개선하지 못하였고 병원 치료에 의존하였다. 약 2년이 지나서 어머니가 야채를 갈아서 강하게 권하고, 아이도 따랐다. 야채를 먹으니 심하던 천식이 조금씩 개선되어 병원에 가지 않는단다. 천식이 좋아진 이유는 야채를 먹고 위장이 좋아지면 코가 좋아지고, 코가 좋아지면 폐가 좋아지기 때문이다.

무력 체질의 입 냄새

입 냄새는 본인에게 맞지 않는 음식을 먹을 때 주로 발생한다. 음식을 먹고 나서 입 냄새가 난다면 자신에게 맞지 않는 음식을 먹은 것이다. 무력 체질의 여자분이 입 냄새가 많이 났다. 고기를 적게 먹고 생야채를 많이 먹으라고 권했다. 무력 체질은 야채와 생선이 좋고 육고기가 나쁘기 때문이다. 생야채를 많이 먹었더니 입 냄새가 없어졌단다.

무력 체질의 차멀미

무력 체질은 에너지가 부족하다. 에너지가 부족하면 외부의 환경 변화를 잘 이겨내지 못한다. 사람이 차를 타면 머리가 흔들린다. 이 흔들림은 작지만, 인체의 균형 감각에 지속적인 충격을 준다. 이 충격을 완화하기 위해서는 에너지가 필요하다. 에너지가 부족한 무력 체질은 충격을 완화하지 못하고 차멀미를 하게 된다. 또한 차만 타면 자꾸 잠을 잔다. 무력 체질이 차멀미를 자꾸 하면 '어디가 아픈 것이 아닌가?' 하고 염려하게 되는데, 체질적 경향일 뿐이다. 차를 타면 바로 잠을 자서 그 충격을 완화해 주는 것도 좋은 방법이고, 차를 타고 장거리를 갈 예정이면 기운을 보충하는 음식이나 약을 복용하는 것도 좋은 방법이다.

무력 체질의 게으름

무력 체질을 다른 체질의 입장에서 바라보면, 게으르고 엄살이 심한 것처럼 보인다. 집안에만 있으려 하고 혹 외출을 했을 때도 조금만 움직이려 하고 조금 활동을 했다 싶으면 힘들다고 한다. 다른 체질의 측면에서 보면 정말 답답하다. 하지만 알고 보면 게으른 성격도 아니고 엄살을 피우는 것도 아니다. 쉽게 피곤하고 쉽게 힘들어지는 체질적 특성일 뿐이다. 남자분이 무력 체질이면 더욱 오해가 커질 수 있다. 직장인의 경우 휴일 오전이 잠을 충분히 잘 수 있는 시간이지만, 집안일과 나들이로 일찍 일어나야 하는 경우가 많다. 아내가 같은 무력 체질이면 같이 늦게까지 쉴 것이지만, 만약 건조 체질이나 냉 체질이면 아침부터 나들이를 서두르는 경우가 많아서 남편을 게으르다거나 성의가 없다고 불평하게 된다. 하지만 성의가 없는 것이 아니라 체질적 특성이다. 자거나 쉬게 배려해 줘야 건강을 지킬 수 있다.

무력 체질의 얼굴 마비

얼굴에 마비가 와서 둔하고 얼얼함을 느끼는 환자분이 내원하였다. 무력 체질의 주증상은 에너지 부족증이다. 에너지가 부족해지면 마비증이 잘 나타난다. 마비증이 나타날 정도로 에너지가 부족해지면 당연히 위장 운동 부족으로 소화도 잘 안 된다. 수면을 충분히 취할 것을 권하고 에너지를 보충해 주는 약을 처방하는 것이 좋다.

무력 체질의 식욕 부진

식욕이 없는 무력 체질 환자분이 내원하였다. 식욕이 없는 증상은 에너지가 부족해서 나타나는 증상이다. 에너지가 부족해지면 제일 먼저 위의 활동력이 저하된다. 위의 활동력이 저하되면 음식이 들어오는 것에 부담을 느끼게 된다. 따라서 식욕이 떨어지는 것이다. 보통 식욕이 떨어지면 맛있는 음식을 찾아 먹으려 한다. 하지만 음식의 문제가 아니라 위장의 활동력이 문제다. 에너지를 보충하여 위장의 활동력을 높여 음식에 대한 부담감이 사라져야 한다. 에너지를 보충하고 위장의 활동력을 높여 주는 약을 처방하는 것이 좋다.

무력 체질의 기운 없는 통증

어깨와 허리가 움직이기 힘들고 아프면서 기운이 너무 없다는 무력 체질 환자분이 내원하였다. 보통 무력 체질은 통증보다 마비 증상이 잘 나타난다. 하지만 무력증이 너무 심하면 통증이 발생한다. 기운이 너무 부족하면 영양의 소화 흡수에 문제가 발생하고, 그 여파로 혈액의 생산에 문제가 발생하기 때문이다. 또한 기운이 너무 부족하면 중력을 이겨내는 것 자체도 힘들어 근육의 수축과 경련으로 인한 통증이 발생한다. 결과적으로 통증이 발생한 것이지만 근본 원인은 에너지 부족에서 비롯된 것이다. 기운을 보충해 줘야 통증도 사라진다. 기운을 보충해 주는 약을 처방하는 것이 좋다.

무력 체질의 기허유화

기운이 없으면서 심장이 두근거리고 얼굴로 열기가 올라오는 무력 체질 환자분이 내원하였다. 무력 체질은 에너지가 부족한 체질이다. 에너지가 더욱 부족해지면 소화기를 비롯하여 장기의 활동력이 떨어지고 혈액 순환력도 떨어진다. 복부를 중심으로 전체적인 혈액 순환에 문제가 발생한다. 혈액 순환 장애는 심장이 혈액을 배출하는 활동에 부담을 준다. 그런 상태가 오래되면 심장이 흥분된다. 심장이 흥분되면 열기가 얼굴로 올라온다. 따라서 복식호흡으로 장기의 활동을 촉진해 주면서 에너지를 보충하는 약을 처방하는 것이 좋다.

무력 체질의 야뇨증

잠을 잘 때 자신도 모르게 소변을 보는 야뇨증을 앓고 있는 무력 체질 환자분이 내원하였다. 무력 체질이 에너지가 부족해지면 내장을 지탱해 주는 복부의 근육들의 힘이 빠진다. 힘이 빠지면 근육들이 늘어져 내장들이 아래로 처지게 된다. 내장들이 아래로 처지면 맨 아래에 있는 방광이 눌리게 된다. 방광이 눌리면 소변을 자주 보게 된다. 근육의 힘이 더 없어지면 방광 자체의 힘도 약해지므로 소변이 본인도 모르게 배출된다. 근본적인 원인은 에너지 부족으로 인한 근육의 수축력 부족이므로 에너지를 보충시켜 주는 것이 좋다. 따라서 에너지를 보충해 주는 약을 처방한다.

무력 체질과 열 체질과 메르스

올해 메르스로 나라가 큰 어려움을 겪었다. 메르스 사태를 보면서 기후 환경이 얼마나 중요한가를 새삼 느꼈다. 올봄은 매우 무더웠고 가뭄이 심했다. 우리나라의 기후가 갑자기 사막처럼 바뀐 것이다. 사막 기후로 바뀌니 사막에 사는 미생물이 생겨날 수도 있고, 유입된 사막의 미생물이 사멸되지 않고 창궐할 가능성이 생긴 것이다. 실제로 사막의 병균이 유입되었고 증식되어 고열을 특징으로 하는 메르스를 발병시켰다. 방송에 의하면 습도만 높아져도 병균이 사멸된다고 하니, 알고 보면 기후의 변화가 모든 문제의 근원인 것이다.

수분이 부족하고 뜨거운 특성은 무력 체질과 열 체질에서 잘 나타난다. 그런 이유로 무력 체질과 열 체질이 감염증에 걸리면 고열에 시달리기 쉽고 탈수증을 동반할 가능성이 있다. 메르스를 가볍게 넘긴 사람들은 주로 건조 체질과 냉 체질일 것이고, 상황이 나빴던 사람들은 무력 체질과 열 체질이었을 것으로 조심스럽게 추측해 본다.

㉯ 열성 무력 체질

•열성 무력 체질의 진단

보통 4월 21일(양력)부터 5월 4일(양력) 사이인 늦봄에 태어난 사람들이 많다.

•늦봄과 열성 무력 체질

봄과 여름의 중간 계절인 이때는 봄의 기운이 중심이면서 여름의 기운이 섞인다. 봄과 여름이 만나는 중간 계절은 계절의 특성이 확연히 드러나지 않고 다만 따뜻한 특성이 점점 강해지는 시기다. 따라서 '봄'에서 '봄이면서 중간 계절'을 거쳐 '여름이면서 중간 계절'로 갈수록 온도가 더욱 올라간다. 온도가 올라갈수록 공기 중의 습도는 높아지고 산소의 밀도는 낮아진다.

늦봄이 체질에 미치는 영향을 살펴보면, 환절기에 해당하여 무기력과 피로가 더욱 심해진다.

• 열성 무력 체질의 주요 특성과 증상

무기력한(기운 없는) 특성을 중심으로 약간의 뜨거운 특성이 섞인다. 따라서 기운이 없는 증상에 뜨거운 증상이 일부 섞여 나타난다.

기운이 없는 증상을 간단히 살펴보면, 에너지 부족으로 인하여 무기력하고 피곤하고 자꾸 눕거나 자려 하고 하품을 자주 한다. 어지럽거나 심장 무력증으로 신경 예민 스트레스가 많고, 폐 무력증으로 숨이 짧아진다. 위 무력증으로 소화 불량, 식욕 부족, 위하수, 차멀미가 나타나고, 장 무력으로 설사, 알레르기 질환(알레르기 비염, 알레르기 피부), 탈장이 나타나며, 신경 무력으로 저림, 마비가 나타난다. 또 근육 무력으로 늘어짐, 관절 변형이 잘 나타난다.

뜨거운 증상을 간단히 살펴보면, 가슴이 답답하고 심장이 두근거리고 성격이 급해지고 입이 마르며 갈증이 나거나 혀가 갈라진다. 눈이 충혈되고 얼굴이나 머리와 피부에 피부 질환이 많이 나타나고 소변을 자주 보거나 소변을 보더라도 시원하지 않다.

• 열성 무력 체질의 건강 관리

기운 없는 증상이 더욱 심하므로, 무엇보다 잠을 충분히 자는 것과 휴식을 충분히 취하는 것이 중요하다. 수분이 많은 야채와 과일을 섭취한다. 명상, 요가, 산책이 좋다. 가급적 운동과 육체적 활동은 줄이는 것이 좋다. 마음을 안정시키는 차를 마시면 좋다. 잠자리는 시원한 것이 좋다.

•열성 무력 체질의 활용 예

열성 무력 체질의 심한 피로와 짜증

피로와 짜증이 심한 열성 무력 체질의 환자분이 내원했다. 열성 무력 체질은 기운이 없고 스트레스가 많고 심장이 잘 흥분하는 경향이 있어서 피로와 짜증이 잘 발생한다. 또한 환절기 체질에 해당하므로 피로감이 더욱 가중될 수 있다. 어머니가 아파서 병간호 중이다. 무력 체질은 육체적인 활동에 쉽게 힘들어하고 수면 부족에 쉽게 힘들어한다. 병간호를 하다 보니 육체적으로도 피곤하고 수면 부족으로도 피곤하다. 수면 시간을 늘리고 생야채를 많이 섭취하도록 권하면서 에너지를 보충하는 약을 처방하는 것이 좋다.

열성 무력 체질의 알레르기성 기관지염

흰 가래와 야간 기침을 주증상으로 하는 열성 무력 체질의 환자분이 내원하였다. 열성 무력 체질은 알레르기 경향이 강한 무력 체질이면서 열 체질의 염증성이 겹친 체질이다. 무력 체질은 보통 알레르기성 비염이 심한데 열 체질을 겸하여서 기관지염까지 진행되었다. 열이 안정되고 기운이 회복되면 알레르기와 염증이 모두 치료되므로, 수분이 충분한 야채를 많이 섭취하라고 권하면서 수분을 보충하고 열을 내려주는 약을 처방하는 것이 좋다.

열성 무력 체질의 잘 때 땀나는 증상

수면 중에 땀을 많이 흘리는 열성 무력 체질 환자분이 내원하였다. 수면 중에 땀이 나는 원인은 다양하다. 하지만 환자분이 열성 무력 체질이므로 체온을 내리기 위하여 땀을 흘리는 것으로 추정해 볼 수 있다. 잠을 자려면 체온이 내려가야 한다. 열성 무력 체질은 체온이 높은 편이므로 몸이 나빠져 체온 조절에 문제가 발생하면 체온이 내려가지 않아 잠을 못 자게 될 수 있다. 이럴 경우에 강제로 땀을 나게 하여 체온을 내리게 된다. 따라서 체온을 내려주는 약을 처방하는 것이 좋다.

열성 무력 체질의 구내염

구내염이 심한 열성 무력 체질의 환자분이 내원하였다. 무력 체질이 에너지가 부족한 증상이 심해지면 심장이 약해진다. 심장이 약해지면 심화가 발생하고 화기가 얼굴로 올라간다. 또한 열 체질은 얼굴 쪽에 열기가 많다. 따라서 무기력증이 심하고 열기가 있는 열성 무력 체질은 구내염이 잘 발생한다. 열을 내려주고 기운을 보충해 주는 약을 처방하는 것이 좋다.

열성 무력 체질 야간 빈뇨

수면 시간에 3회 소변을 보는 열성 무력 체질 환자분이 내원하였다. 열성 무력 체질은 에너지가 부족한 상태에서 열기가 섞인 체질이다.

근육의 에너지가 체질적으로 부족하므로 피로가 가중되면 장기가 아래로 처지는 하수증이 잘 발생한다. 그 하수증이 발생하면 방광이 눌려서 소변을 자주 보게 된다. 또한 방광 쪽에 열기가 있으면 신경이 민감하게 된다. 방광의 신경이 민감해져도 소변을 자주 보게 된다. 기운을 보충해 주면서 열기를 제거하는 약을 처방하는 것이 좋다.

㉑ 세 가지 무력 체질의 총정리

냉성 무력 체질, 무력 체질, 열성 무력 체질에 대하여 정리한다.

냉성 무력 체질, 무력 체질, 열성 무력 체질의 중심은 무력 체질이다. 무력 체질이 기본이고 여기에 냉성의 특성과 열성의 특성이 얼마나 혼합되는가에 따라서 나뉘는 것이다. 따라서 무력 체질의 특성을 정확하게 알고 냉성과 열성의 특성을 배려하면 된다.

무력 체질 = 기허(기혈변증) + 풍증(육기변증) + 비허 〉 폐허(장부변증) + 스트레스, 예민

무력 체질 소분류

− 냉성 무력 체질(입춘부터 우수까지) : 풍증 〉 냉증

− 무력 체질(우수부터 곡우까지) : 풍증

− 열성 무력 체질(곡우부터 입하까지) : 풍증 〉 열증

생일체질로 면역력과 건강의 힘 키우기

따라서 풍증이 기본이고 냉증과 열증이 약간 혼합되는 것을 기준으로 무력 체질을 구별한다.

무력 체질 음식 : 나물, 야채, 채식, 차, 생선

무력 체질 의복 : 가볍고 밝은색

무력 체질 양생법 : 수면을 늘리고 활동량을 줄인다. 나물, 야채를 많이 섭취한다. 명상, 요가, 체조, 안마가 좋다. 마음을 안정시키는 차를 마시는 것이 좋다.

무력 체질 치료 시 주의점 : 무력체질은 기운이 위로 올라가고 밖으로 퍼지는 경향이 강해 배 속의 기운이 약하므로, 배 속의 기운을 빼는 차고 쓴 약을 복용하면 안 된다.

건강 관리와 질병 치료법이 간단해 보일 수 있으나 체질적으로 발생하는 한열의 편차를 잘 관찰하고 건강 관리와 치료법으로 그 편차만 줄여 주면, 인체의 조화가 회복되고 치유력이 극대화되어 치료가 잘 된다.

(2) 열 체질

열 체질은 무력성 열 체질, 열 체질, 습성 열 체질로 구성된다.

㉮ 무력성 열 체질

•무력성 열 체질의 진단

보통 5월 5일(양력)에서 5월 20일(양력)까지인 초여름에 태어난 사람들이 많다.

•초여름과 무력성 열 체질

여름이 중심이면서 봄의 기운이 섞였다. 봄과 여름이 만나는 중간 계절은 계절의 특성이 확연히 드러나지 않고 따뜻한 특성이 점점 강해지는 시기다. 따라서 '봄'에서 '봄이면서 중간 계절'을 거쳐 '여름이면서 중간 계절'로 갈수록 온도가 더욱 올라간다. 온도가 올라갈수록 공기 중의 습도는 높아지고 산소의 밀도는 낮아진다.

초여름이 체질에 미치는 영향을 살펴보면, 더욱 따뜻하게 해 주고 피로를 가중시킨다.

•무력성 열 체질의 주요 특성과 증상

뜨거운 특성을 중심으로 약간의 기운 없는 특성이 섞였다. 따라서 뜨거운 증상에 기운이 없는 증상이 일부 섞여 나타난다.

뜨거운 증상을 간단히 살펴보면, 가슴이 답답하고 심장이 두근거리고 성격이 급해지며 입이 마르고 갈증이 나거나 소변을 자주 보거나 시원하지 않고 혀가 갈라지고 눈이 충혈되고 얼굴이나 머리와 피부에 피부 질환이 많이 나타난다.

기운이 없는 증상을 간단히 살펴보면, 에너지 부족으로 인하여 무기력하고 피곤하며 자꾸 눕거나 자려 하고 어지러움을 느끼며 하품을 자주 한다. 심장 무력증으로 신경 예민 스트레스가 많고, 폐 무력증으로 숨이 짧아진다. 위 무력증으로 소화 불량, 식욕 부족, 위하수, 차멀미가 나타난다. 장 무력으로 인한 설사 알레르기 질환(알레르기 비염, 알레르기 피부) 탈장이 나타나고, 신경 무력으로 저림, 마비가 나타나고, 근육 무력으로 늘어짐, 관절 변형이 잘 나타난다.

• 무력성 열 체질의 건강 관리

수분이 많은 야채와 과일을 충분히 섭취한다. 명상, 요가, 산책이 좋다. 가급적 운동과 육체적 활동은 줄이는 것이 좋다. 마음을 안정시키는 차를 마시는 것이 좋다. 잠자리는 시원한 것이 좋다. 잠을 충분히 자는 것이 중요하고 휴식을 충분히 취하는 것이 중요하다.

• 무력성 열 체질의 활용 예

무력성 열 체질의 목감기

목감기를 앓는 무력성 열 체질 환자가 내원하였다. 열 체질 감기약을 처방하고 야채즙을 많이 섭취하고 코로 숨을 길게 쉬라고 지도하였다. 보통 무력 체질과 열 체질의 감기는 목에서부터 시작한다. 특히 열 체질은 염증으로 시작하여 감기 증상이 나타난다. 목의 염증은 한약으로 치료하지만, 코로 숨을 쉬고 야채즙을 마시면 치료가 더욱 빨라진다.

무력성 열 체질의 생리통

생리통이 심한 무력성 열 체질 환자분이 내원하였다. 열 체질은 염증으로 생리통이 발생한다. 열증을 확인하는 진찰을 했더니 다른 열 증상이 많이 동반되고 있음을 확인하였다. 따라서 아랫배의 속열을 제거해 주는 약을 처방하는 것이 좋다.

㉯ 열 체질

• 열 체질의 진단

보통 5월 21일(양력)에서 7월 21일(양력)까지인 여름에 태어난 사람들이 많다.

• 여름과 열 체질

뜨겁고 습한 계절이다. 뜨거운 계절이므로 공기와 수분의 상승이 많다. 따라서 습도는 높아지고 기압은 낮아진다. 온도와 습도가 모두 높아지므로, 생물들도 활기가 넘치고 성장이 최고조에 달하여 무성하

생일체질로 면역력과 건강의 힘 키우기

다. 봄과 같이 산소의 밀도가 낮아지고 영양은 풍부하다. 다시 말해서 기는 부족하고 혈은 부족하지 않다.

여름과 겨울은 온도의 편차가 심하므로 온도(한열)의 문제가 중요하다. 반대로 봄과 가을은 온도가 적당하여 기허, 혈허의 구분이 중요하다. 따라서 열 체질은 뜨거운 것이 중심 특성이 된다.

여름이 체질에 미치는 영향을 살펴보면, 열기로 인해 피부로 수분의 발산이 잘 되므로 독소가 있는 경우에 피부 질환이 잘 발생하고, 입이 마르거나 갈증을 잘 느끼고 소변을 자주 보거나 시원하지 않게 된다. 주로 열 증상을 많이 발생시킨다.

•열 체질의 주요 특성과 증상

뜨거운 특성이 중심이다. 따라서 열증이 주로 나타난다.

열증을 간단히 살펴보면, 가슴이 답답하고 심장이 두근거리고 성격이 급해지고 흥분을 잘하고 화도 잘 낸다. 입이 마르고 갈증이 나거나 혀가 갈라지고 눈이 충혈되고 얼굴이나 머리와 피부에 피부 질환이 많이 나타난다. 염증(구내염, 방광염, 자궁 내막염, 질염 등)이 잘 발생하고, 더위를 많이 타고, 땀이 많다. 소변이 붉어지고 탁해지고 시원치 않으면서 자주 보고, 갈증이 잘 나며, 입 냄새가 잘 나고, 시원한 것을 좋아한다. 열증이 오래가면, 열이 상부에 몰리고 다른 한편으로 아래쪽에 열이 부족해져 '상열하한'의 증상이 나타난다. 말 그대로 위쪽은 덥고 아래쪽은 찬 것이다. 열이 많으면 에너지 생산에 장애가 발생하고 산소의 유입량이 적어서 영양을 에너지로 바꾸는 힘이 약해진다. 따라서 무기력증이 동반된다. 열 체질의 무기력증은 주로 피로와 짜증으로 나타난다.

•열 체질의 건강 관리

수분이 많이 함유된 야채와 과일을 충분히 섭취해야 한다. 생선을 회로 먹으면 좋다. 잠을 많이 자고 명상이나 종교 생활을 통해 마음을 편안하게 하여 몸을 안정시키는 것이 좋다. 심장의 두근거림이 없어야 한다. 열을 만들어내는 육체적 활동이나 운동이나 사우나는 줄여야 하고 정신적 흥분도 피해야 한다. 음악을 감상하거나 몸을 편안하게 해 주는 차를 마시는 것이 좋고 술은 마시지 않는 것이 좋다. 주변 환경을 시원하게 해 주고 통풍이 잘되게 해준다. 열기가 많으면 들이쉬는 숨이 부족해지니 들이쉬는 숨을 늘리고 몸을 안정시키는 것이 좋다. 지나치게 땀을 흘리는 것을 조심하여 땀과 함께 양기가 밖으로 빠져나가는 것을 막아 체력을 보호한다.

•열 체질의 활용 예

열 체질의 얼굴이 붉은 증상

얼굴이 붉은 열 체질 환자가 내원했다. 열 체질은 칼로리를 많이 섭취하는 것만으로도 얼굴이 붉어질 수 있다. 칼로리는 대사되면 열이 발생한다. 고칼로리 음식을 많이 먹으면 음식으로 발생하는 열이 많아지므로 체질적으로 많은 열과 합세하여 열이 더욱 강해져 얼굴이 붉어지는 것이다. 열 체질이 얼굴이 붉다면 음식을 적게 먹고 야채를 많이 먹는 것만으로도 증상이 줄어든다. 이 경우에 술을 마신다면 증상이 더욱 심해진다.

회를 즐기는 열 체질

열 체질은 회를 좋아한다. 넓게 보면 무력 체질과 열 체질은 회가 좋고 건조 체질과 냉 체질은 소고기와 양고기가 좋다. 특히 냉 체질은 소고기를 먹으면 속이 편하고 대변이 좋아지는 경향이 있지만, 회를 먹으면 설사를 하거나 속이 불편해질 수 있다.

열 체질의 찜질 습관

'열 체질은 사우나를 싫어한다'는 필자의 말을 듣고, 열 체질인 친구가 반대의 의견을 내면서 자기는 찜질방을 좋아하고 자주 간다고 말했다. 하지만 열 체질은 찜질하러 가는 것이 아니고 바람을 쐬러 가는 것이다. 사람들과 같이 이야기하고 먹고 이것저것 즐기는 것이지, 정작 찜질하는 시간은 얼마 되지 않는다. 찜질하는 방식도 다르다. 열 체질은 고온 방에 오래 있지를 못한다. 저온 방에 가거나 잠시 들어갔다가 나오고 다시 잠시 들어갔다가 나오고 하는 것이다. 하지만 냉 체질은 고온 방을 즐기고 오래 있을 수 있다.

열 체질의 생리 과다

생리량이 많은 환자분이 내원하였다. 혹시나 했더니 열 체질이다.
열 체질은 염증이 잘 발생한다. 염증으로 인해서 생리가 자주 나오거
나 한 번에 많이 나오는 경향이 있다. 닭고기를 비롯해 육고기를 많이
먹거나 술을 많이 먹거나 흥분을 잘하고 피곤한 생활을 하면 염증이
더욱 심해진다. 당연히 열을 내려주는 치료를 해야 한다.

열 체질의 불면증

불면증이 심한 열 체질 환자분이 내원하였다. 잠을 잘 자려면 체온
이 내려가야 한다. 열대야에 잠을 못 자는 것은 높은 기온 탓으로 체
온을 내리기가 어렵기 때문이다. 따라서 열이 많은 체질이거나 환경이
더우면 수면에 방해를 준다. 무력 체질과 열 체질은 실내 온도가 높지
않아야 잠을 잘 이룬다. 열 체질 환자분의 불면증이므로 실제 몸에
열 증상이 많은지를 살폈고, 열이 많은 것이 확인되었다. 수분이 많은
야채를 많이 섭취할 것을 권하고, 열을 내려주는 약을 처방하는 것이
좋다.

열 체질의 피부가 빨갛게 일어나는 증상

피부를 긁으면 빨갛게 일어나는 열 체질 환자분이 내원하였다. 열

생일체질로 면역력과 건강의 힘 키우기

체질은 피부에 열기가 많다. 열기가 강해지거나 피부가 민감해지거나 자극을 받으면 빨갛게 일어난다. 열기가 피부를 자극하고 강한 발산력에 의해서 몸 안의 독소가 피부로 잘 올라오기 때문이다. 이럴 경우 열기를 내려 치료하는 방법이 있고 독소를 제거해 치료하는 방법이 있다. 다른 증상들을 살펴보니 열기가 많은 상태였다. 따라서 열기를 내려주는 약을 처방하는 것이 좋다.

열 체질의 방광염

소변이 마려울 때 아랫배가 터지는 것 같고 찔끔찔끔 나오는 열 체질 환자분이 내원하였다. 열 체질은 염증이 잘 발생하는 경향이 있으므로 방광염에 걸리기 쉽다. 따라서 소변을 자주 보고 시원치 않은 것은 열 체질의 특징이다. 방광의 열기만 빼 주면 치료된다. 야채즙을 많이 섭취하고 음식을 담백하게 드시라고 권하였다. 아랫배의 열기를 빼 주고 소변을 잘 나오게 하는 약을 처방하는 것이 좋다.

열 체질의 환절기 목감기

환절기만 되면 기침을 하면서 코가 가렵고 마르는 열 체질 환자분이 내원하였다. 환절기는 몸이 피곤해지는 시기다. 열 체질은 열이 많은 체질이다. 피곤해지면 열이 더욱 강해지는 경향이 있다. 열은 주로 심장부터 위쪽으로 발생하고 얼굴에서 심해진다. 따라서 열기가 코와 목에서 발생하여 문제를 일으킨 것이다. 일반적으로 무력 체질과 열 체질의 감기는 목의 염증부터 시작된다. 열을 떨어뜨리는 약을 처방하는 것이 좋다.

열 체질의 수족냉증

손발이 찬 열 체질 환자분이 내원하였다. 열 체질이므로 주로 열이 많아서 질병이 발생한다. 보통 손발이 찬 것을 몸이 찬 증상으로 알고 있다. 하지만 열 체질은 심장으로 열이 몰려 상대적으로 손발로 가야 할 열기가 부족해진 것이다. 따라서 손발은 차지만 심장과 얼굴에는 열 증상이 있다. 심장의 열기를 내리고 손발로 그 열기가 잘 퍼지게 해 주는 약을 처방하는 것이 좋다.

열 체질의 이명증

피로하면서 눈이 떨리고 귀에서 소리가 나는 열 체질 환자분이 내원하였다. 열 체질은 심장에서부터 얼굴까지 열이 많은 체질이다. 얼굴에 열이 많게 되면 신경이 예민해지고 피곤해진다. 신경이 예민해지면 작은 자극에도 반응하게 된다. 또한 신경이 피곤해지면 근육에 경련이 잘 발생한다. 열을 떨어뜨리는 것이 우선이다. 열을 내려주고 신경을 안정시켜 주는 약을 처방하는 것이 좋다.

㉔ 습성 열 체질

•습성 열 체질의 진단

보통 7월 22일(양력)에서 8월 6일(양력)까지인 늦여름에 태어난 사람들이 많다.

•늦여름과 습성 열 체질

한의학에서 입추 전 15일부터 입추 후 15일까지의 한 달간을 '장하지기(장마철)'라고 한다. 장마철은 왜 생기는 걸까? 여름의 무더위로 땅 위에는 이미 열기가 자리를 잡고 있는 상태다. 열기가 있으면 당연히 습도도 높아져 있다. 여름이 끝나가면서, 찬 기운이 열기의 가장자리로 서서히 밀려오게 되고, 입추 전 15일부터 열기와 냉기가 만나 결로가 생긴다. 습기가 높아지고 비와 구름이 잘 발생한다. 따라서 습도와 고온이 어우러진 습열의 경향이 강하다.

늦여름이 체질에 미치는 영향을 살펴보면, 몸 안의 열기와 습도를 높인다. 더운 날씨에 습도까지 많이 올라가니 불쾌지수는 높아지고 몸도 무거워지고 늘어진다.

•습성 열 체질의 주요 특성

뜨거운 특성을 중심으로 약간의 습한 특성이 섞였다. 따라서 뜨거운 증상에 습한 증상이 일부 섞여 나타난다.

뜨거운 증상을 간단히 살펴보면, 가슴이 답답하고 심장이 두근거리며 성격이 급해지고 입이 마르고 갈증이 나거나 혀가 갈라진다. 눈이 충혈되고 입안이 잘 헐고 얼굴이나 머리와 피부에 피부 질환이 많이 나타나고 소변을 자주 보고 소변을 보더라도 시원치 않다.

습한 증상을 간단히 살펴보면, 주로 붓고, 몸이 무겁고, 소변이 시원치 않고, 변이 묽고 설사가 난다. 머리에 띠를 두른 듯하고, 관절염이 잘 오고 가슴과 배가 답답한 증상들이 나타난다. 또한 신장과 방광의 기능이 약해진다.

습식 사우나와 비슷한 특성이다. 습식 사우나에 오래 있으면 숨이 막히고 짜증이 많이 난다. 따라서 이유 없이 짜증이 많이 나는 체질이다. 그 안에서는 음식도 금방 상한다. 몸에서도 똑같은 현상이 일어나므로 음식이 장 속에서 소화되지 못하고 잘 상할 수 있어 음식으로 인한 배탈이 잘 발생한다. 또한 감염으로 인한 설사인 이질이 잘 나타날 수 있다. 우리 몸 자체도 잘 상해 점막의 염증이나 허는 증상(궤양성 염증)이 잘 나타난다.

• 습성 열 체질의 건강 관리

소변을 시원하게 보는 것이 중요하다. 따라서 음식을 담백하게 먹고 이뇨에 도움이 되는 차를 마시는 것이 좋다. 또한 습한 곳을 피하고 시원하고 통풍이 잘되는 곳에서 생활해야 한다. 옷과 이불 등을 잘 건조해야 한다. 산책과 활동을 적당히 하고 찜질방의 저온 방을 이용하여 몸의 습기를 제거하는 것이 좋다. 요가와 복식 호흡으로 순환을 촉진하는 것이 좋다.

• 습성 열 체질의 치료 시 주의할 점

습성 열 체질은 습기의 기운이 강하므로, 기운이 섞인 중간(혼합) 체질로 생각하지 말고 습기 체질처럼 생각하고 나머지 특성을 배려해야 한다. 장마철은 봄, 여름, 가을, 겨울처럼 기후의 특성이 뚜렷한 계절이기 때문이다.

주요 계절과 같이, 장마철에 대응하는 전문 약물인 습기를 제거해 주는 처방도 많다. 또한 습성 열 체질은 습한 경향이 강하므로, 달고 기름기 많은 약을 복용하는 것은 좋지 않다. 습한 경향이 오히려 더욱 강해질 수 있기 때문이다.

• 습성 열 체질의 활용 예

습성 열 체질의 냉대하증

냉대하가 심한 습성 열 체질 환자분이 내원하였다. 습성 열 체질은 염증과 진물이 같이 나타나는 특징이 있다. 따라서 냉대하가 심할 수 있다. 야채즙을 먹고 복식 호흡을 하고 질병 부위를 청결히 관리해야 한다. 아랫배에 통풍이 잘되도록 관리하라고 권하면서 아랫배의 습기와 열기를 제거해 주는 약을 처방하는 것이 좋다.

습성 열 체질의 피로

피로가 심한 습성 열 체질 환자분이 내원하였다. 피로 증상은 환절기와 습기가 높은 시기에 더욱 심해진다. 따라서 생일체질에서는 습성 열 체질과 염증성 건조 체질이 피로감을 잘 느낀다. 습성 열 체질이므로 습기와 열기로 인한 피로감이다. 다른 증상을 살폈더니 열증과 습증을 동반하고 있었다. 습기를 제거하고 열기를 내리는 약을 처방하는 것이 좋다.

습성 열 체질의 화농성 여드름

여드름이 심한 습성 열 체질 환자분이 내원하였다. 습성 열 체질은 습기와 열기가 많은 체질이다. 따라서 피부 질환이 발생하였을 때 화농되는 경향이 있다. 또한 화농은 감염을 고려해야 하므로 면역력의 강화를 배려한다. 여드름에는 해독 치료가 좋다. 따라서 습기를 제거하고 열기를 내리고 면역력을 강화해 주는 약을 처방하면서 해독 치료를 함께하면 좋다.

습성 열 체질의 비듬

피부와 눈이 건조하고 비듬이 많은 습성 열 체질 환자분이 내원하였다. 습성 열 체질은 열기와 습기가 많은 체질이다. 건조한 증상이 열 체질에 나타났다면 원인이 열일 가능성이 크다. 습기는 건조함과 관련이 없으므로 제외한다. 열기가 건조증을 유발하였다면 증발이 많이 되어 나타나는 수분 부족증이다. 표피만 수분이 부족한 것이 아니라 바닥부터 수분이 부족해진 것이다. 열을 내려주고 수분을 보충해 주는 약을 처방하는 것이 좋다.

㉑ 세 가지 열 체질의 총정리

정리에 앞서 열 체질의 중요한 주의점을 먼저 설명한다.

열 체질의 이해에서 중요한 것이 있다. 다른 체질들은 오해가 별로 없는데, 열 체질은 체질의 설명에서 오해를 많이 한다. '열 체질입니다' 하고 진단을 내리면, 많은 경우 '저는 너무 손발이 차고 추위를 타는 데요.'라고 말한다.

보통 손발이 찬 것은 열이 부족해서도 차지만, 열이 한쪽으로 몰려서 상대적으로 손발의 열이 부족해져도 차진다. 또한 열이 부족해서 추위를 타는 것 말고도, 기운이 없고 피곤하면 추위를 이겨내지 못하여 추위를 타는 경우가 많다. 우리가 건강하면 추워도 많이 춥지 않고 더워도 많이 덥지 않은데, 건강하지 않을 때는 추우면 매우 춥고 더우면 매우 덥다. 주변 환경을 이겨내는 힘이 있느냐 없느냐가 기준이 될 수 있는 것이다.

열 체질은 심장으로 열이 몰리는 경향이 강하다. 아래나 말초로 열이 잘 퍼지면 건강한 것이고, 심장으로 몰리면 건강하지 않은 것이다. 건강하지 않을 때, 이러한 체질적 특성이 잘 나타난다. 심장으로 열이 몰리므로 가슴 이상의 부위에 염증과 뜨거운 증상이 많이 나타난다. 가슴이 답답하고 심장이 두근거리며 성격이 급해지고 입이 마르게 된다. 또 갈증이 나거나 혀가 갈라지고 눈이 충혈되고 얼굴이나 머리에 피부 질환이 나타난다. 만약 열이 없고 몸이 차다면, 이런 증상들이 나타나지 않는다.

심장으로 열이 몰릴수록 손발로 가야 할 열기는 부족해지므로 손발이 차고, 더 심해지면 아랫배가 차고 추위를 잘 타게 된다. 심장에 열이 몰려 심장이 흥분되면 자꾸 약해진다. 심장이 약하다는 것은 기운이 없다는 것이다. 기운이 없으면 외부 환경을 잘 이겨내지 못한다. 따라서 추위를 많이 탈 수 있다.

처음에는 열이 없다고 하지만 이런 설명을 들으면, 대부분 모두 열 체질임을 인정한다. 열 체질에 해당하는 사람들은 열 체질의 이런 특성을 잘 이해해야 한다.

이제 무력성 열 체질, 열 체질, 습성 열 체질에 대하여 정리한다.

무력성 열 체질, 열 체질, 습성 열 체질의 중심은 열 체질이다. 열 체질이 기본이고 여기에 무력성의 특성과 습성의 특성이 얼마나 혼합되는가에 따라서 나뉘는 것이다. 따라서 열 체질의 특성을 정확하게 알고 무력성과 습성의 특성을 배려하면 된다.

열 체질 = 열증(육기변증) + 기허(기혈변증) + 폐허(장부변증) + 흥분, 급함
열 체질 소분류
- 무력성 열 체질(입하부터 소만까지) : 열증 〉 풍증(무력증)
- 열 체질(소만부터 대서까지) : 열증
- 습성 열 체질(소서에서 입추까지) : 열증 〉 습증

따라서 열증이 기본이고 무력증과 습증이 약간 혼합되는 것을 기준으로 열 체질을 구분한다.

열 체질 음식 : 야채, 나물, 생선, 과일
열 체질 의복 : 시원하고 통풍이 잘되고 밝은색
열 체질 양생법 : 안마, 요가, 체조, 수영
열 체질 치료 시 주의점 : 열기가 밖으로 잘 방출되는 경향이 강하므로 맵고 뜨거운 약을 복용하는 것은 좋지 않다. 수분의 방출이 심해져 열기가 더 강해질 수 있기 때문이다.
습성 열 체질 치료 시 주의점 : 습한 경향이 강하므로, 달고 기름기 많은 약을 복용하는 것은 좋지 않다. 습한 경향이 더욱 강해질 수 있기 때문이다. 담백한 식사가 치료에 도움을 줄 수 있다.

(3) 건조 체질

건조 체질은 염증성 건조 체질, 건조 체질, 냉성 건조 체질로 구성된다.

㉮ 염증성 건조 체질

•염증성 건조 체질의 진단
보통 8월 7일부터 8월 21일까지인 초가을에 태어난 사람들이 많다.

•초가을과 염증성 건조 체질
한의학에서, 입추 전 15일부터 입추 후 15일까지의 한 달간을 '장하지기(장마철)'이라고 한다. 따라서 장마철의 특성을 지닌다.

늦여름이 인체 밖의 기온이 내려가는 시기라면, 초가을은 인체 표면의 기온이 내려가는 시기라 할 수 있다. 기온이 내려가는 시기이므로 이미 서늘하고 건조한 기후는 들어와 있다.

또한 여기에 중요한 점이 있다.

자연 속에서 살면 기후의 변화를 피부로 느낄 수가 있는데, 장마철에 높아진 습기가 처서가 되면 모두 사라진다고 한다. 절기를 따라 기후의 변화가 정확하게 나타난다고 한다. 따라서 초가을의 '초'와 늦여름의 '늦'을 나누는 기준을 하나의 절기인 15일씩으로 정했다.

초가을이 체질에 미치는 영향을 살펴보자. 초가을은 인체 표면의 변화가 중심이고 늦여름은 인체 밖의 변화가 중심이라고 볼 수 있다. 인체 밖에서 습기가 뭉치다가 초가을이 되면 인체 내에서 습기가 뭉치는 것이다. 따라서 습열의 증상이 습기가 높은 점막을 중심으로 나타나게 되어 점막에 염증이 잘 발생한다. 점막을 중심으로 한 피부를 제외하고는 대부분이 건조한 경향으로 바뀌고 있다.

• 염증성 건조 체질의 주요 특성과 증상

건조한 특성이 중심이면서 점막의 습열이 일부 섞였다. 따라서 건조한 증상에 점막의 염증 증상이 일부 섞여 나타난다.

건조한 증상을 간단히 살펴보면, 혈액과 진액의 부족으로 점막의 분비물이 적어져 뻑뻑해지고, 피부가 건조해진다. 변비, 비듬, 각질, 건선, 피부 갈라짐, 안구 건조증, 매핵기(역류성 식도염), 과민성 대장 증후군, 심계정충, 천식, 근육 긴장과 근육통, 불면, 위궤양, 속 쓰림, 현기증, 생리량 감소 등의 증상이 잘 나타난다.

점막을 중심으로 남아 있는 습열은 염증을 잘 발생시키고 특히 궤양성 염증을 잘 발생시킨다. 쉽게 말해서 살이 잘 썩는 것이다. 따라서 결막염, 비염, 중이염, 구내염, 편도선염, 질염, 요도염, 장염, 위염 등이 나타난다. 또한 남아 있는 습기가 작용하여 몸과 머리가 무겁고, 소변이 시원치 않으며, 관절이 붓고 아프다. 관절에 제일 나쁜 것이 습기다. 습성 열 체질과 같이 짜증을 많이 내는 성격이다.

일반적으로는 건조하고 점막에서 염증이 잘 발생하기 때문에 염증성 건조 체질로 분류한다.

•염증성 건조 체질의 건강 관리

점막 부위의 청결과 통풍이 중요하다. 따라서 청결하게 자주 씻는 것이 좋고, 꽉 조이는 것과 치밀한 것보다는 삼베 옷과 같이 넉넉하고 성근 것이 좋다. 피로와 짜증이 많으므로 휴식과 안정이 중요하다.

•염증성 건조 체질의 치료 시 주의할 점

염증성 건조 체질의 치료는 염증을 제거하는 것이 우선이고, 건조한 것을 치료하는 것이 두 번째다. 따라서 염증과 건조증을 함께 치료한다.

•염증성 건조 체질의 활용 예

염증성 건조 체질의 피로증

피로가 심한 염증성 건조 체질 환자가 내원하였다. 염증성 건조 체질은 간장이 쉽게 피로하고 자궁과 방광의 염증이 잘 나타나는 경향이 있다. 건조 체질이니 움직여 순환을 촉진하는 것이 좋고, 간장의 피로를 풀기 위해 휴식과 안정이 필요하다. 풍욕을 겸한 산책을 권하고 습기와 열기를 제거해 주는 약을 처방하는 것이 좋다.

염증성 건조 체질의 소변불리증

소변이 시원치 않고 잘 나오지 않는 염증성 건조 체질 환자분이 내원하였다. 염증성 건조 체질은 바탕은 건조하지만 열기와 습기가 점막에 남아 있다. 습기가 작용하면 소변이 시원하지 않고 잘 나오지 않는다. 열기가 작용하면 신경이 예민해져 방광에 소변이 충분히 저장되지 않은 상태에서 배출하려고 하므로 증상을 가중시킨다. 건조증보다는 습기와 열기의 작용이 강한 상태이므로 습기를 제거하면서 열을 내려 주는 약을 처방하는 것이 좋다.

염증성 건조 체질의 하지 부종 동통

무릎과 발목이 붓고 아픈 염증성 건조 체질 환자분이 내원하였다. 염증성 건조 체질은 바탕은 건조하지만, 습기와 열기가 남아 있다. 습기는 아래쪽과 관절에서 작용하는 경향이 강하다. 따라서 습기가 있으면 관절에 문제가 발생한다. 습기와 열기가 무릎과 발목에 작용하여 붓고 아픈 것이다. 습기와 열기를 제거해 주는 약을 처방하는 것이 좋다.

㉯ 건조 체질

• 건조 체질의 진단

보통 8월 22일(양력)에서 10월 21일(양력)까지인 가을에 태어난 사람들에게 많다.

• 가을과 건조 체질

서늘하고 차갑고 건조한 계절로 봄의 기후하고 반대되는 기후다. 서늘한 공기 때문에 수분은 응축되어 다시 땅속으로 돌아가기 시작하며 공기 중의 산소의 밀도는 높아진다. 이 시기에는 수분이 응축되어 영양도 줄어들게 되어 영양인 혈의 섭취가 어려워지고 산소의 섭취는 용이해져서 혈은 부족하고 기는 부족하지 않다.

봄과 같이 가을은 온도가 적당하다. 따라서 온도의 편차보다 기혈의 편차가 중요한 계절이다.

가을이 체질에 미치는 영향을 살펴보면, 건조하게 하고 서늘하게 만든다. 따라서 혈이 부족하게 되고 건조해진다. 가을에는 봄과 같이 온도는 적당한 편이므로, 한열의 문제보다 기혈의 문제가 중요하므로 혈이 부족한 것이 중심 특성이 된다.

• 건조 체질의 주요 특성과 증상

건조한 특성이 중심이다. 따라서 건조한 증상이 주로 나타난다.

온도는 적당하므로 한열의 문제보다 기혈의 문제가 중요하고 혈허증이 주요 증상이 된다. 따라서 점막의 분비물이 적어져 뻑뻑해지고, 변비, 비듬, 각질, 건선, 피부 갈라짐, 안구 건조증, 매핵기(역류성 식도염), 과민성 대장 증후군, 심계정충, 천식, 근육 긴장, 동통, 불면, 위궤양, 속 쓰림, 현기증, 생리량 감소 등의 증상이 잘 나타난다.

건조 체질과 냉 체질은 산소의 밀도가 높아 영양을 에너지화하는 경향이 강하다. 영양물질이 과잉 에너지화가 되면, 상대적으로 영양물질이 부족하게 되어 혈허의 증상이 많아진다. 혈이 부족해지면 근육이 뻣뻣해지고 통증이 잘 발생하며 감기에 걸려도 몸살감기에 잘 걸린다. 입맛은 좋으나 조금만 먹어도 더부룩할 수 있고, 생리량 감소, 빈혈, 수면 장애, 변비, 건조증, 피부 소양증 등이 나타난다. 혈액이 부족해지면 간장과 담의 기능이 약해져, 잘 놀라고, 피로하고, 대변이 시원치 않고, 소화 장애 등이 발생한다.

• 건조 체질의 건강 관리법

건조 체질은 기운이 안으로 몰리는 수렴지기를 받으므로 혈액이 피부 쪽에서 안쪽으로 몰린다. 그러므로 피부와 점막이 건조해진다. 피부 쪽으로 혈액을 보내주려고 하는 심장은 부담이 늘어 두근거리거나 예민해진다. 가벼운 사우나나 운동을 이용하여 따뜻하게 해 주고 피부 쪽으로 다시 순환시키는 것이 좋다.

혈액이 부족한 경향이 강하여 복부 쪽의 혈액 순환이 부족하면 간의 활동력이 저하되고, 피부 말초 쪽의 순환이 부족하면 근육이 영양을 잘 받지 못한다. 가벼운 운동으로 근육으로의 순환을 촉진하고 살짝 땀이 나도록 해서, 모공이 열리고 피부를 윤택하게 해 주는 것이 좋다.

건조 체질은 수렴의 기운이 강한 특성이 있으므로 승발하는 기운을 기르기 위하여 옷을 느슨하게 입고 몸을 편안하게 하고 산책을 하고 긍정적인 자세를 기르는 것이 좋다.

참기름, 들기름, 견과류와 소고기와 양고기를 적당히 먹고 약간의 술을 마시는 것은 좋다.

• 건조 체질의 활용 예

건조 체질의 건선증

피부 건선이 심한 건조 체질 환자가 내원하였다. 건조 체질은 피부가 건조한 경향이 강하다. 따라서 건선이 잘 발생한다. 피부의 건조증이 개선되어야 하므로 운동과 찜질로 피부의 분비를 촉진해 주면 치료에 도움이 된다. 견과류를 섭취하고 운동과 찜질을 하여 땀을 내라고 지도하면서 보혈해 주는 약을 처방하는 것이 좋다.

건조 체질의 두통

두통이 심한 건조 체질 환자분이 내원하였다. 일반적으로 통증은 혈이 부족할 때 나타나는 주요 증상이다. 건조 체질은 혈이 부족한 경향이 있으므로 통증이 잘 발생한다. 혈액 순환을 개선하면서 혈을 보충해 주는 약을 처방하는 것이 좋다.

건조 체질의 안구 건조증

안구 건조증이 심한 건조 체질 환자분이 내원하였다. 건조 체질은 피부와 점막이 건조한 것이 특징이다. 따라서 안구 건조증이 잘 발생한다. 피부 쪽으로 혈액 순환을 촉진해 주어야 한다. 눈의 피로를 줄여 주고, 보는 작업을 할 때 의식적으로 눈을 자주 깜박여 주라고 권하였다. 혈액을 보충하고 안구 쪽으로 혈액 순환을 촉진해 주는 약을 처방하는 것이 좋다.

건조 체질의 기침 가래

감기가 낫지 않아서 발생한 누런 가래 기침이 오래가는 환자분이 내원하였다. 감기 치료를 할 때 몸의 상태를 배려해야 하고, 만약 약해진 부분이 있는 상태에서 감기에 걸렸다면 그 부분을 보충해 주는 치료를 함께해야 한다. 평소 건조한 상태에서 감기에 걸렸다면 감기약을 처방할 때 건조한 것을 개선해 주는 약을 함께 처방해야 한다. 이 환자분이 그런 경우이다. 하지만 내원하기 전에 단순히 감기약만을 복용하였다고 한다. 따라서 감기 증상은 나았지만, 기관지가 더욱 건조해져 누런 가래 기침이 심해진 것이다. 건조한 것을 개선해 주는 약에 거담제를 함께 처방하는 것이 좋다.

건조 체질의 요각통

허리부터 다리까지 아픈 건조 체질 환자분이 내원하였다. 근육은 혈액이 충분히 공급되어야 부드럽고 탄력을 유지한다. 건조 체질은 혈이 부족하다. 따라서 근육이 피곤하고 뻣뻣하고 인대가 긴장되는 경향이 강하다. 혈이 부족하므로 건조 체질과 냉 체질은 감기가 와도 몸살감기에 잘 걸린다. 혈을 보충하고 혈액 순환을 개선하여 근육과 인대를 튼튼하게 하는 약을 처방하는 것이 좋다.

㉴ 냉성 건조 체질

• 냉성 건조 체질의 진단

보통 10월 22일(양력)에서 11월 6일(양력)까지인 늦가을에 태어난 사람들이 많다.

• 늦가을과 냉성 건조 체질

가을에서 겨울로 넘어가는 중간 계절은 봄에서 여름으로 넘어가는 중간 계절과 같이 계절의 특성이 확연히 드러나지 않고 다만 특성이 점점 강해지기만 한다. 따라서 '가을'에서 '가을이면서 중간 계절'을 거쳐 '겨울이면서 중간 계절'로 갈수록 온도가 더욱 내려간다. 온도가 내려갈수록 공기 중의 습도는 낮아지고 산소의 밀도는 높아진다.

늦가을이 체질에 미치는 영향을 살펴보면, 건조해지고 냉하게 만든다.

• 냉성 건조 체질의 주요 특성과 증상

건조한 특성이 중심이면서 약간의 냉한 특성이 섞인다. 따라서 건조한 증상에 찬 증상이 일부 섞여 나타난다.

건조한 증상을 간단히 살펴보면, 혈액과 진액의 부족으로 점막의 분비물이 적어져 뻑뻑해지고, 변비, 비듬, 각질, 건선, 피부 갈라짐, 안구 건조증, 매핵기(역류성 식도염), 과민성 대장 증후군, 심계정충, 천식, 근육 긴장, 동통, 불면, 위궤양, 속 쓰림, 현기증, 생리량 감소 등의 증상이 나타난다.

찬 증상을 간단히 살펴보면, 추위를 많이 타고, 손발과 아랫배가 차고, 관절과 근육이 아프고 근육 경련이 잘 나타나며, 몸살감기, 두통, 감기, 복통, 설사가 잘 온다. 혈허 증상인 통증, 불면, 변비, 구화증이 나타나며, 얼굴로 열이 오르고 우울한 경향이 강하다.

• 냉성 건조 체질의 관리

건조한 증상을 줄이기 위해 가습기를 이용하여 습도를 조절해주고 식물성 기름류와 견과류를 적당히 섭취하면 좋다. 적당한 소고기와 양고기를 섭취하는 것이 좋고 육체적 활동과 운동과 사우나와 찜질이 좋다. 찬 것을 피하고 따뜻하게 해 주는 것이 좋다. 약간의 곡주를 마시는 것은 괜찮다.

• 냉성 건조 체질의 활용 예

냉성 건조 체질의 얼굴로 열이 후끈 달아오르는 증상

얼굴로 열이 달아오르는 냉성 건조 체질 환자분이 내원하였다. 건조하면 혈액이 부족해서 심장이 약해진다. 또한 냉하면 아랫배로 혈액순환이 안 되어 심장이 더욱 약해진다. 그렇게 되면 얼굴로 열이 달아오르게 된다. 아랫배를 따뜻하게 해 주고 혈액량을 늘려주면 심장이 강해지고 달아오르는 열이 없어진다. 찜질을 해 주면 체온이 오르고 땀이 잘 배출되므로 치료에 도움이 된다. 찬 음식을 금지하고 찜질을 권하면서 혈액량은 늘려 주면서 아랫배를 따뜻하게 해 주는 약을 처방하면 좋다.

냉성 건조 체질의 장기 감기와 중이염

감기를 달고 사는 냉성 건조 체질 환자분이 내원하였다. 감기를 달고 사니 중이염도 함께 지속된다. 코와 귀는 비강을 통하여 연결되어 있어 코에 문제가 오면 귀에 문제가 온다. 따라서 코를 치료해 주면 귀는 저절로 낫는 경우가 많다. 많은 경우에 코의 치료 약과 귀의 치료약이 같은 이유다. 장기적으로 감기를 앓는 것은 대표적인 면역력 저하 증상이다. 면역력이 약해서 병이 낫지 않는 것이다. 보통 감기는 7일이면 낫는다. 감기가 7일이 되어도 낫지 않으면 자꾸만 새로운 감기에 걸리는 것으로 생각해 볼 수 있다. 이런 경우에는 감기를 치료한다기보다 새로운 감기에 걸리지 않도록 해 주는 것에 중점을 두어야 한다. 따라서 증상을 제거하는 치료보다 몸의 상태를 개선하는 치료를 해 주어야 한다. 코를 치료하면서 면역력을 높여 주는 약을 처방하는 것이 좋다.

냉성 건조 체질의 생리량 부족

생리가 잘 나오지 않는 냉성 건조 체질 환자분이 내원하였다. 냉성 건조 체질은 혈이 부족하고 속이 냉한 체질이다. 혈허한 건조체질이니 생리량이 부족해질 수 있다. 또한 냉증을 겸하였으니 그 가능성이 더 커진다. 속을 따뜻하게 해 주라고 권하고 혈을 보충하면서 아랫배를 따뜻하게 해 주는 약을 처방하는 것이 좋다.

㉮ 세 가지 건조 체질의 총정리

염증성 건조 체질, 건조 체질, 냉성 건조 체질에 대하여 간단히 정리한다.

염증성 건조 체질, 건조 체질, 냉성 건조 체질의 중심은 건조 체질이다. 따라서 건조 체질이 기본이고 여기에 염증성의 특성과 냉성의 특성이 얼마나 혼합되는가에 따라서 구분한다. 따라서 건조 체질의 특성을 정확하게 알고, 염증성과 냉성의 특성을 배려하면 된다.

건조 체질 = 혈허(기혈변증) + 건조증(육기변증) + 간허(장부변증) + 우울 소심

건조 체질 소분류

‒ 염증성 건조 체질(입추부터 처서까지) : 건조증 〉 염증(습열증)

‒ 건조 체질(처서부터 상강까지) : 건조증

‒ 냉성 건조 체질(상강부터 입동까지) : 건조증 〉 냉증

따라서 건조증이 기본이고 염증과 냉증이 약간 혼합되는 것을 기준으로 건조 체질을 구분한다.

건조 체질 음식 : 야채를 햇볕에 말린 것, 과일, 견과류, 식물성 기름류, 육고기

건조 체질 의복 : 따뜻하고 어두운색

건조 체질 양생법 : 운동, 사우나, 찜질방, 핫요가

건조 체질 치료 시 주의점 : 건조한 경향이 강하므로, 이뇨시키거나 설사시키는 성질이 강해서 건조한 작용을 하는 약은 복용하지 않는 것이 좋다. 더욱 건조해질 수 있기 때문이다.

⑷ 냉 체질

냉 체질은 건조성 냉 체질, 냉 체질, 무력성 냉 체질로 구성된다.

㉑ 건조성 냉 체질

• 건조성 냉 체질의 진단

보통 11월 7일(양력)부터 11월 21일까지인 초겨울에 태어난 사람들이 많다.

• 초겨울과 건조성 냉 체질

가을에서 겨울로 넘어가는 중간 계절은 봄에서 여름으로 넘어가는 중간 계절과 같이 계절의 특성이 확연히 드러나지 않고 냉한 특성이 점점 강해지는 시기다. 따라서 '가을'에서 '가을이면서 중간 계절'을 거쳐 '겨울이면서 중간 계절'로 갈수록 온도가 더욱 내려간다. 온도가 내려갈수록 공기 중의 습도는 낮아지고 산소의 밀도는 높아진다.

초겨울이 체질에 미치는 영향을 살펴보면, 건조하게 하고 더욱 냉하게 만든다.

• 건조성 냉 체질의 주요 특성과 증상

냉한 특성을 중심으로 약간의 건조한 특성이 섞인다. 따라서 냉한 증상에 건조한 증상이 일부 섞여 나타난다.

냉한 증상을 간단히 살펴보면, 추위를 많이 타고, 손발과 아랫배가 차고, 관절과 근육이 아프고 근육 경련이 잘 나타난다. 또 몸살감기,

두통, 감기, 복통, 설사가 잘 오고, 혈허 증상인 통증, 불면, 변비, 구화증이 나타난다.

건조한 증상을 간단히 살펴보면, 혈액과 진액의 부족으로 점막의 분비물이 적어져 뻑뻑해지고, 변비, 비듬, 각질, 건선, 피부 갈라짐, 안구 건조증, 매핵기(역류성 식도염), 과민성 대장 증후군, 심계정충, 천식, 근육 긴장, 동통, 불면, 위궤양, 속 쓰림, 현기증, 생리량 감소 등의 증상이 잘 나타난다.

• 건조성 냉 체질의 건강 관리

가습기를 이용하여 습도를 조절해 주고 적당한 소고기와 양고기, 식물성 기름류와 견과류를 섭취하는 것이 좋다. 육체적 활동과 운동과 사우나와 찜질이 좋다. 찬 것을 피하고 따뜻하게 해주는 것이 좋다. 술을 조금 마시는 것은 괜찮다.

• 건조성 냉 체질의 활용 예

건조성 냉 체질의 매핵기

매핵기(역류성 식도염)로 고생하는 건조성 냉 체질 환자가 내원하였다. 한의학에서는 역류하는 위산보다는 식도를 보호하는 점액의 양을 더욱 중시한다. 점액의 양이 충분하다면 혹 위산이 역류하더라도 문제가 되지 않기 때문이다. 점액이 부족해진 식도는 위산만 문제가 되는 것이 아니고 들어오는 자극적인 음식들도 문제가 된다. 점액이 부족해진 상태에서 자극적인 음식을 자주 먹는다면 매핵기 증상이 발생할 수 있다. 위산이 역류하지 않더라도 식도의 벽에 문제가 발생할 수 있는 것이다. 소식을 권하면서 점액 분비를 늘리는 약을 처방하는 것이 좋다.

• 건조성 냉 체질의 발바닥 통증

발바닥 통증이 심한 건조성 냉 체질 환자분이 내원하였다. 일반적으로 통증은 혈이 부족해서 나타나는 증상이다. 건조성 냉 체질은 혈이 부족하고 발이 차니 발바닥 통증이 쉽게 발생할 수 있다. 환자분이 얼음물 마시기를 좋아하므로 얼음물 마시는 것을 금하고 따뜻하게 마시도록 권하면서 혈을 보충하고 발을 따뜻하게 해 주는 약을 처방하는 것이 좋다.

㉯ 냉 체질

• 냉 체질의 진단

보통 11월 22일(양력)부터 1월 20일까지인 겨울에 태어난 사람들이 많다.

• 겨울과 냉 체질

춥고 건조한 계절이다. 추운 공기 때문에 수분은 더욱 응축되어 땅

속으로 들어가고 산소의 밀도는 더욱 높아진다. 수분의 응축에 따라서 영양도 줄어들고 영양인 혈의 섭취가 더욱 어려워지고 산소의 유입은 더욱 쉬워진다.

겨울은 여름과 같이 온도의 편차가 심한 시기다. 따라서 온도의 편차가 중요하므로 추운 것을 중심 특성으로 삼는다.

겨울이 체질에 미치는 영향을 살펴보면, 겨울에는 냉한 기운이 강해지므로, 겨울에 태어난 사람은 한랭병이 많다. 추워지면 수분이 응결하여 대기가 건조해지므로, 건조증과 수분정체증도 동반한다. 가을, 겨울은 기온이 낮아 고기압이 되므로, 산소의 밀도가 높아진다. 따라서 가을, 겨울에 태어난 사람은 영양을 에너지화하는 힘이 강하다.

•냉 체질의 주요 특성과 증상

냉한 특성이 중심이다. 따라서 찬 증상이 주로 나타난다.

찬 증상을 간단히 살펴보면, 추위를 많이 타고, 손발과 아랫배가 차고, 관절과 근육이 아프고 근육 경련이 잘 나타나고, 감기(몸살감기), 두통, 복통, 설사가 나타난다. 추워지면 수분이 응결하여 대기가 건조해지므로, 건조증과 수분정체증이 나타난다. 수분이 정체하면 담음이 발생한다. 하부의 한랭이 오래가면 상부의 열이 하부로 내려오지 못하므로, 상열하한의 증상이 나타나며, 상부에 열증이 동반되기도 한다. 상부에 열증이 강해지면 그것만 생각하고 혹 열 체질로 오해할 수도 있다.

가을, 겨울은 기온이 낮아 고기압이 되므로, 산소의 밀도가 높아진다. 당연히 가을, 겨울에 태어난 사람은 영양을 에너지화하는 힘이 많다. 영양물질이 과잉 에너지화가 되어, 영양물질이 부족하게 되므로 혈허의 증상이 발생할 수 있다. 혈허증은 통증이 잘 나타나고, 입맛은 좋으나 조금만 먹어도 더부룩하고, 생리량이 감소하고, 빈혈, 수면 장애, 변비, 건조증, 피부 소양증 등이 잘 나타난다.

겨울은 한랭이 강해져 불의 장기인 심소장이 약해진다. 그러므로 두근거리고, 잘 놀라고, 두려움이 심하고, 숨이 찬 증상이 나타난다.

• 냉 체질 건강 관리

차가운 한기가 모공을 닫아서 혈액과 수분이 심장으로 몰린다. 피부가 건조하고, 손발이나 배가 차고 심장으로 혈액이 몰려 부담스럽게 되어 가슴이 두근거리고 긴장을 잘한다. 수분이나 혈액을 피부와 말초쪽으로 보내주는 사우나나 운동을 많이 하는 것이 좋다. 실내 온도도 높이고 옷도 따뜻하게 입어야 한다. 피부와 점막의 건조감을 줄일 수 있기 때문이다.

냉증으로 수분의 정체가 잘 일어나므로, 담음의 증상이 잘 나타난다. 따라서 냉 체질들은 가래를 잘 뱉는다. 운동과 따뜻한 음식과 사우나와 찜질 등으로 몸을 따뜻하게 해 주고 혈액 순환을 촉진해 수분의 정체를 제거하여 가래의 발생을 줄여야 한다.

냉 체질은 숨어들고 뭉치는 기운은 많으나 발산하고 순환하는 기운이 부족하다. 발산의 기운을 기르기 위해 햇볕을 많이 쬐어야 하고 화를 내지 말고 기쁜 마음으로 지내야 한다.

• 냉 체질의 활용 예

냉 체질의 요통

얼음물 마시기를 좋아하고 요통이 심하신 냉 체질 환자분이 내원하였다. 냉 체질에 제일 나쁜 영향을 끼치는 것 중 하나가 얼음물이다. 냉 체질은 혈액이 부족하고 냉하다. 따라서 근육에 영양 공급이 부족할 수 있고 혈액 순환이 잘 안 되어서 척추 주위의 근육과 인대가 약해지고 통증이 잘 발생한다. 찬 음식을 금하고 몸을 따뜻하게 해 주고 찜질을 하시라고 권하였다. 특히 얼음물과 냉장고에서 바로 꺼낸 냉수를 금하시라고 권하면서 몸을 따뜻하게 해 주고 혈액 순환을 촉진하는 약을 처방하는 것이 좋다.

지지면서 자기를 좋아하는 냉 체질

냉 체질 남편과 열 체질 부인이 함께 상담하러 왔다. 남편은 지지면서 자고 싶고 부인은 그러면 답답해서 잠을 설친다고 한다. 건강이 좋을 때는 중간 온도에서 함께 자고 건강이 나쁠 때는 건강을 회복할 때까지만이라도 따로 자라고 권했다.

냉 체질은 뜨거운 바닥에 지지기를 좋아한다. 잘 때도 지지면서 자면 잠을 푹 잔다. 여름철에도 춥게 자면 몸이 무겁고 개운하지가 않다. 하지만 열 체질이나 무력 체질은 방이 더우면 잠을 설친다.

냉 체질의 생선회와 설사

여름철에 설사병에 걸린 냉 체질 환자분이 내원하였다. 생선회를 먹고 설사병이 난 것이다. 냉 체질이 장이 민감해지면 생선회를 먹고 설사를 한다. 특히 냉동 참치를 먹으면 더 빨리 강하게 설사가 난다. 생선은 찬 성질이다. 무력 체질과 열 체질에게는 좋지만, 냉증이 심한 냉 체질에게는 좋지 않다. 따라서 냉 체질이 생선회를 먹고 장이 불편하거나 설사가 나면 복부 냉증이 심한 상태임을 알아야 하고 생선회를 먹지 않는 것이 좋다. 만약 먹는다면 구이나 찜으로 먹는 것이 좋다. 생선보다 낙지 같은 해산물이 좋다. 해산물은 흙에서 자라기 때문이다.

냉 체질의 장기 감기 증상

자주 감기에 걸리고 오랫동안 낫지 않는 냉 체질 환자분이 내원하였다. 냉 체질은 혈이 부족하고 냉하여 코와 기관지에서 분비물을 충분하게 분비하지 못한다. 분비물이 부족해지면 습도와 온도 유지에 불리하고 병원성 세균의 증식을 억제하지 못하게 된다. 따라서 관리를 못할 경우 감기에 잘 걸리고 오랫동안 지속할 수 있다. 실내의 습도를 관리해 주라고 권하면서, 따뜻하게 해 주고 혈액 순환을 촉진하고 분비 기능을 활성화하는 약을 처방하는 것이 좋다.

냉 체질의 위궤양

위궤양이 심한 냉 체질 환자분이 내원하였다. 냉 체질은 속이 냉하고 혈이 부족한 체질이다. 혈이 부족하면 점액의 분비 기능이 약하다. 따라서 위점막의 점액이 부족해져서 위벽이 위산에 의해서 쉽게 손상될 수 있다. 궤양이 발생하는 것이다. 궤양을 치료하기 위해서는 점액의 분비를 촉진해 위산으로부터 위벽을 보호해야 한다. 자극적인 음식을 피하고 소식하고 따뜻하게 드시라고 권하면서, 점액 분비를 촉진하면서 혈을 보충하고 속을 따뜻하게 해 주는 약을 처방하는 것이 좋다.

냉 체질의 잠잘 때 땀나는 증상

수면 중에 땀을 많이 흘리는 냉 체질 환자분이 내원하였다. 냉 체질의 특성은 냉증이다. 잠은 더워도 문제가 발생하고 추워도 문제가 발생한다. 냉 체질의 수면 중에 일어나는 현상이므로 병의 원인을 냉증에서 찾을 수 있다. 따라서 땀을 많이 흘리는 문제는 추위가 원인이라고 생각해 볼 수 있다. 수면 중에는 체온이 내려간다. 냉증이 있는 냉체질이 체온이 내려가면 몸이 너무 냉해질 수가 있다. 따라서 수분을 배출하여 몸이 너무 냉해지는 것을 방지하면서 체온이 내려가는 것이다. 이때는 몸을 따뜻하게 해 주는 약을 처방하는 것이 좋다.

냉 체질의 위장병 초기 치료 부작용

위장병으로 고생하는 냉 체질 환자분이 내원하였다. 냉 체질은 차고 혈이 부족한 체질이다. 냉 체질이 위장병이 왔다면 건조하고 찬 원인으로 발생했을 가능성이 크다. 먼저 위장병을 급병으로 판단하고 대증 치료를 했다. 소위 소화제를 처방한 것이다. 대체로 소화제는 위장을 건조하게 만드는 약이 많이 들어 있다. 따라서 건조한 것을 원인으로 위장병이 나타났다면 소화제의 처방이 효과가 없거나 부작용이 발생할 수 있다. 이 환자분은 위장이 건조해서 질병이 발생하였고 건조한 소화제를 처방했더니 부작용이 발생한 것이다. 소화제의 복용을 중단하고, 혈을 보충해 주는 약을 주로하고 소화를 촉진해 주는 약을 더하여 다시 처방하는 것이 좋다.

냉 체질의 야간 빈뇨

야간에 소변을 자주 보는 냉 체질 환자분이 내원하였다. 냉 체질은 몸에 냉기가 있어서 피부에서 증발하는 수분의 양이 적다. 따라서 소변으로 배출되는 수분의 양이 상대적으로 많아진다. 더구나 수면 중에는 체온이 더 떨어지게 되므로 소변을 더 자주 보게 되는 것이다. 이런 경우에는 냉기를 없애고 체온을 상승시켜 피부에서 발산되는 수분의 양을 늘려주는 것이 좋다. 따라서 냉기를 없애고 체온을 상승시키고 방광의 근육을 강화해 주는 약을 처방하는 것이 좋다.

㉮ 무력성 냉 체질

• 무력성 냉 체질의 진단

보통 1월 21일(양력)부터 2월 4일까지인 늦겨울에 태어난 사람들이
많다.

• 늦겨울과 무력성 냉 체질

겨울에서 봄으로 넘어가는 중간 계절은 여름에서 가을로 넘어가는
중간 계절과 같이 계절의 특성이 확연히 드러난다. 특성이 서로 다른
계절이 만나기 때문이다. 이 시기는 얼었던 땅이 녹고 수분이 땅 위로
올라오게 되고 올라오는 수분 때문에 땅이 들뜨는 시기다. 따라서 손
끝의 피부가 들뜨고 벗겨지는 한포진이 잘 생긴다. 또한 겨우내 추위
로 약해진 면역력이 회복되기 전에 닫혀 있던 피부가 열려 방어력이
약해지고, 따뜻해진 기온에 미생물의 번식이 증가하므로, 미생물 감
염이 잘 발생한다. 또한 차가운 공기에 따뜻한 공기가 섞이므로 바람
이 많이 분다. 찬바람에 많이 노출되면 피부가 심하게 건조해질 수 있
다. 환절기이므로 날씨의 변화에 적응하기 위하여 에너지를 소비하므
로 피곤해질 수 있다.

늦겨울이 체질에 미치는 영향을 살펴보면, 피로를 증가시키고 감염
증에 잘 걸리게 한다.

• 무력성 냉 체질의 주요 특성과 증상

냉한 특성을 중심으로 약간의 기운 없는 특성이 섞인다. 따라서 찬 증상에 기운 없는 증상이 일부 섞여 나타난다.

찬 증상을 간단히 살펴보면, 추위를 많이 타고, 손발과 아랫배가 차고, 관절과 근육이 아프고 근육 경련이 잘 나타나고, 몸살감기, 두통, 감기, 복통, 설사가 잘 온다. 또 혈허 증상인 통증질환, 불면, 변비, 구화증(식욕은 좋은데 먹으면 소화가 안 되는 증상)이 나타난다.

기운 없는 증상을 간단히 살펴보면, 무기력하고 늘어지고 졸리고 눕기를 좋아하고 하품을 자주 한다. 또 어지럽고 뻐근하고 소화가 안 되고 설사가 나타난다.

얼었던 피부가 열리고 미생물이 증식하는 시기이므로, 감염 질환(감기)이 잘 나타나고 피로감을 잘 느낀다.

• 무력성 냉 체질의 생활 관리

소고기, 양고기를 적당히 먹고 나물을 많이 먹는 것이 좋다. 적당히 자고 잘 쉬어야 한다. 무리하지 않는 운동과 찜질과 사우나가 좋다. 실내 환경에 습도를 유지하는 것이 좋다. 옷을 따뜻하게 입고 찬 것을 피하고 따뜻하게 먹는 것이 좋다. 지방이 풍부한 견과류를 적당하게 먹어 건조함을 줄이고 대변이 잘 나오게 해 준다. 적당량의 곡주는 나쁘지 않다.

• 무력성 냉 체질의 예

무력성 냉 체질의 몸살감기

몸살감기가 심한 무력성 냉 체질 환자가 내원하였다. 건조 체질과 냉 체질은 냉기가 뭉친 몸살감기가 잘 나타난다. 따라서 찜질과 사우나를 이용하여 몸을 따뜻하게 해 주고 혈액 순환을 촉진하고 수독을 배출시켜 주고 냉기를 몰아내면 감기는 개선된다. 냉 체질 감기약을 처방하고 사우나를 권하였다.

무력성 냉 체질의 생선 기름과 설사

기름기 많은 생선 매운탕을 먹고 배탈이 심하게 난 무력성 냉 체질 환자분이 내원하였다. 국내 단체 여행으로 홍도 흑산도를 다녀왔는데, 장마철에 가게 되었고 기름기가 많은 생선 매운탕을 여러 번 먹은 탓으로 설사병이 심하게 난 것이다. 배가 냉하고 감기 기운도 있고 설사의 증상이 심하였다. 물 설사를 하고 검은색에 악취가 심했다. 생선 기름이 생선보다 더욱 차다. 장마철에 생선 기름을 많이 먹었으니 냉병과 습병이 겹쳐 설사병이 심하게 난 것이다. 냉 체질은 여행할 때나 몸의 상태가 나쁠 때는 생선 특히 생선 기름을 먹지 말아야 한다. 몸의 상태가 좋을 때만 기름기 없는 생선으로 먹는 것이 좋다. 구이나 찜으로 먹으면 더욱 좋다.

무력성 냉 체질의 황금색 바나나 대변

평소 장 상태가 좋지 않았던 무력성 냉 체질인 친구가 소고기 바비큐 뷔페에 다녀와서, "고기만 먹었는데 다음 날 황금색 바나나 대변을 보았다."고 말하였다. 냉 체질에게는 소고기와 양고기가 좋다. 속을 따뜻하게 해 주기 때문이다. 대변은 재료만으로 만들어지는 것이 아니다. 바나나 모양을 형성하고 황금색을 띠는 것은 장의 연동 운동과 담즙의 작용이다. 대변 상태가 좋아지려면 먹는 것만을 배려해서는 안 된다. 장의 온도와 활동과 전체적인 건강 상태를 배려해야 한다. 그중에서 제일 중요한 것은 장의 온도다. 장이 따뜻하면 장의 연동 운동도 잘 일어나고 유익균의 증식이 잘 일어나 충분한 발효가 이루어질 수 있기 때문이다. 따라서 냉 체질은 속이 따뜻해지는 소고기만 먹어도 대변이 황금색 바나나 변으로 바뀔 수가 있다. 황금색 바나나 변은 건강한 장의 상징이다.

㉃ 세 가지 냉 체질의 총정리

건조성 냉 체질, 냉 체질, 무력성 냉 체질에 대하여 간단히 정리한다.

건조성 냉 체질, 냉 체질, 무력성 냉 체질의 중심은 냉 체질이다. 따라서 냉 체질이 기본이고 여기에 건조성의 특성과 무력성의 특성이 얼마나 혼합되는가에 따라서 구분한다. 따라서 냉 체질의 특성을 정확하게 알고, 건조성과 무력성의 특성을 배려한다.

냉 체질 : 혈허(기혈변증) + 어혈 〉 담음(담음어혈변증) + 냉증(육기변증)
+ 심허(장부변증) + 두려움 공포

냉 체질 소분류

– 건조성 냉 체질(입동부터 소설까지) : 냉증 〉 건조증

– 냉 체질(소설부터 대한까지) : 냉증

– 무력성 냉 체질(대한부터 입춘까지) : 냉증 〉 풍증(무력증)

따라서 냉증이 기본이고 건조증과 무력증이 약간 혼합되는 것을 기준으로 냉 체질을 구분한다.

냉 체질 음식 : 햇볕에 말린 야채, 말린 과일, 발효식품, 견과류, 육류, 술

냉 체질 의복 : 따뜻하고 바람을 막으며 어두운색

냉 체질 양생법 : 운동, 핫요가, 찜질방, 사우나

냉 체질 치료 주의점 : 발산력이 약한 경향이 강하므로, 설사약을 복용하는 것은 좋지 않다. 발산력을 더 약하게 만들 수 있기 때문이다.

생일체질로 면역력과 건강의 힘 키우기

(5) 환절기(중간 계절) 체질

    환절기는 겨울에서 봄으로, 봄에서 여름으로, 여름에서 가을로, 가을에서 겨울로 넘어가는 시기로, 두 계절의 기운이 합쳐진다. 봄기운과 여름기운이 합쳐지고, 여름기운과 가을기운이 합쳐지고, 가을기운과 겨울기운이 합쳐지고, 겨울기운과 봄기운이 합쳐지는 것이다. 두 기운이 만나서 합쳐진 것이니 봄에 치우치면서 여름과 합쳐진 것, 여름에 치우치면서 봄과 합쳐진 것, 여름에 치우치면서 가을과 합쳐진 것, 가을에 치우치면서 여름과 합쳐진 것, 가을에 치우치면서 겨울과 합쳐진 것, 겨울에 치우치면서 가을과 합쳐진 것, 겨울에 치우치면서 봄과 합쳐진 것, 봄에 치우치면서 겨울과 합쳐진 것으로 나눌 수 있다.

    환경의 변화(육기의 변화)가 급격하게 일어나는 시기다. 이에 따라 기운의 소모가 많아지게 된다. 인체는 변화가 없어 보이지만, 항상 변화에 순응하여 대사를 조절하고, 변화에 대한 영향을 완화해 충격을 줄인다. 이때에는 외부적인 급격한 변화에 대응하여, 인체의 충격을 최대한 줄이기 위한 활동에 에너지를 많이 소모한다. 따라서 병원균 감염에 대한 대응에 사용할 에너지도 부족해진다. 인체의 에너지는 일정량을 효율적으로 쓰는 장치이지, 무한정 늘어나는 장치가 아니다. 따라서 환절기 체질은 해당 환절기의 특성에, 기운이 부족한 증상을 더하여 생각해야 한다. 한의학에서는 하나의 기후만 있으면 질병을 잘 일으키지 않는다고 한다. 대부분의 경우에 육기가 두 개 이상 섞여야 질병을 잘 일으킨다. 환절기는 육기가 2개 이상 섞이는 시기이므로 육기의 병적 활동이 더욱 강해진다.

또한 환절기는 통합의 계절이므로, 통합과 조화의 기능을 수행하는 토의 기운으로 이해할 수 있으며, 토의 기운을 지니고 있는 비장과 위장의 활동과 관련짓는다. 이에 따라서 입맛이 떨어지고 답답하고 소화가 안 되고 설사가 나는 소화기 증상이 잘 발생한다. 소화기가 좋지 않으면 영양이 부족해지고 독소가 발생하므로 피로, 무기력, 잔병치레가 많아진다. 또한 토의 기운은 신장의 기능을 억제하므로 소변 문제, 부종, 요통 등이 생긴다.

chapter 02
생일체질 이해하기

1. 생일체질을 만드는 과정

한의학은 보건 의학에서 발전하였다. 자연과 생활과 의학을 함께 이용하여 질병을 치료한 것이다. 이때에는 건강의 기준이 질병에 있는 것이 아니고 사람에게 있었다. 질병이 나타나면 건강하지 않은 것으로 생각하는 것이 아니라, 자신의 상태가 나빠지면 질병이 발생하고 건강이 나빠지는 것이다. 따라서 건강한 상태를 지키면 되는 것이고, 다시 건강한 상태로 되돌리면 질병이 치료되는 것이었다. 하지만 그러한 관점은 질병을 전문적으로 치료하는 측면에서는 단점으로 작용할 수가 있다.

이러한 단점을 해결하기 위한 노력으로 사람의 상태보다 질병 자체를 기준으로 치료하는 방법을 발명하였다. 빠르게 치료하지 않으면 생명이 위험해지는 응급 질환을 효과적으로 치료하기 위한 노력이었다.

사람의 상태를 배려할 시간적 여유가 없는 것이다. 이런 경우에는 급하고 불편한 증상이 사라지는 것을 치료의 목표로 삼는다. 이러한 노력으로 급한 증상은 빠르게 치료할 수 있게 되었지만, 약이 너무 강하거나 몸이 너무 약한 경우에는 약의 부작용이 심하게 나타나는 문제가 발생할 수 있다.

이러한 문제를 해결하기 위해서 다시 사람의 상태를 우선으로 하고 질병을 진찰하여 치료하는 방법이 발명되었다. 사람의 상태와 질병의 발생을 함께 통합적으로 관찰하여 치료하게 된 것이다. 하지만 사람의 건강 상태를 일반적인 기준으로 파악했으므로, 개인의 특성을 참고하지는 못하였다. 건강 상태의 기준은 개인마다 다를 수 있는데 그 점을 반영하지 못한 것이다. 이러한 점이 체질 의학이 나오기 전까지 한의학에서 부족했던 점이었다.

체질 의학은 한의학이 부족했던 개인의 체질적인 특성을 보완하면서, 기존의 모든 한의학적 지혜를 함께 통합하는 장점이 있다. 따라서 한의학은 체질 의학에 와서야 진정 완성되었다고 말할 수 있다. 따라서 체질 구분이 명확하고 처방 약물이 순하면서 효과가 좋은 새로운 체질 의학을 만들고 싶은 욕심이 생겼다.

'황제내경'을 보면, 계절에 따른 섭생법이 나온다. 건강을 유지하기 위해서는, 계절이 바뀜에 따라서 생활 방식을 바꾸어야 한다. 변화하는 계절이 영향을 미쳐 몸의 상태가 바뀌므로 건강에 좋은 생활 방식도 바뀌는 것이다. 기후가 사람에게 미치는 영향이 그만큼 크다는 뜻이다.

사람은 살아가면서 매년 사계절을 경험한다. 매년 경험하는 계절의 변화가 미치는 영향력이 그렇게 크다면, '처음 태어날 때 미치는 영향은 얼마나 클까?'를 생각하게 되었다. 여러 번 경험했던 계절의 영향도 큰데, 처음으로 받는 영향은 얼마나 크겠는가. 다른 어떤 충격보다 클 것이다. 어쩌면 '평생 영향을 미칠지도 모르겠다'는 생각을 하게 되었다.

그 이후에 생일체질의 가설을 만들었다. 태양 에너지의 다소가 계절의 바탕이며 기후의 근원이므로, '태어날 때의 태양 에너지 다소가 체질 구분의 기준이 될 수 있다'는 것을 생일체질의 가설로 삼았다.

태양 에너지의 다소를 한의학적으로 표현하면 음양이고 한열이다. 음양은 한의학의 출발점이므로, 태양 에너지의 다소가 한의학의 출발점이 될 수 있다. 출발점인 태양 에너지의 다소를 기준으로 한의학을 편집하여 생일체질의 이론으로 삼게 되었다. 따라서 태어난 날의 춥고 더움을 기준으로 체질별 특성을 하나씩 찾아내고 한의학의 이론과 연결했다.

체질을 구분하는 큰 틀은 후세방 시대의 '기가 부족한 유형', '음이 부족한 유형', '혈이 부족한 유형', '양이 부족한 유형'으로 삼았다.

체질의 특성은 몸이 약할 때 잘 나타난다. 후세방 시대는 약해진 몸을 강하게 해 주는 치료법이 발전하였다. 치료법은 크게 세 가지로 분류되는데, 사람이 약해지는 부분이 크게 세 가지로 구분된다는 의미를 담고 있다. 필자가 여기에 부족했던 한가지 유형을 더하여 네 가지 유형을 만들었다. 사람이 약해질 때는 그 사람의 특성에 따라서 약해지는 부분이 다르게 나타나고, 그 다른 부분을 크게 네 가지 유형으로 구분하는 것이다. 이 네 가지 유형을 생일체질의 구분기준으로 삼았다.

생일체질의 가설과 체질 구분의 기준과 생명 현상의 핵심인 '기혈의 출입과 한열의 승강과 조화'를 중심으로 모든 한의학의 내용을 편집하여 생일체질 이론을 완성하였다. 생일체질의 치료는 생일 보약으로 한다. 생일 보약은 후세방 시대에 만들어진 전문 영양물질인 보약을 재구성한 것이다. 영양물질만을 처방하기 때문에 순하고 부드럽고 맛도 좋다. 효과는 더욱 좋다. 몸의 기능이 약해졌을 때는 전문화된 기술로 꼭 필요한 영양물질을 보충해 줘야 치료 효과가 잘 나오기 때문이다.

생일이라고 하면 사주 또는 명리학과 관련을 짓거나 오운육기학 체질과 관련을 짓는 경향이 있어서 생일이라는 이름을 피하고 싶었다. 하지만 생일이란 단어가 쉬우면서 일반 대중들에게 친밀하고, 생일을 기준으로 체질을 구분한다는 점이 무엇보다 중요했으며 생일체질의 대중화를 최우선 과제로 삼고 있기 때문에 대중에게 쉽게 다가가기 위하여 생일체질로 이름을 지었다.

2. 생일체질의 오해와 진실

생일로 체질을 구분한다고 하면 사주처럼 오해하는 경우가 있다. 생일만으로 체질을 구분한다고 생각하기 때문이다. 하지만 그렇지 않다. 체질의 유형을 찾아가는 수단으로 생일을 이용할 뿐이다. 체질을 찾아내는 수단으로 생일을 이용할 때 가장 효과적이기 때문이다. 다시 말해서 생일은 진짜 체질을 찾기 위한 추정 진단으로만 이용한다. 생일체질의 이론은 추정 진단의 과정만 가설이고 나머지는 모두 한의학의 이론을 이용하여 만들었다.

본래 생일체질의 무력 체질, 열 체질, 냉 체질은 한의학의 발전 과정에서 이미 후세방 시대에 만들어진 체질적 경향이다. 이동원이 주장한 '보중익기'가 무력 체질이고, 주단계가 주장한 '보음론'이 열 체질이고, 장중경이 주장한 '보양론'이 냉 체질이다. 한 가지 부족한 체질인 건조 체질은 필자가 만들어 보충하여 생일체질의 네 가지 체질이 탄생하였다.

'기운 없는 체질인 거 같아', '열이 많은 체질인 거 같아', '건조한 것 같아', '냉한 체질인 거 같아'라는 말은 우리가 생활 속에서 이미 많이 쓰고 있고 실질적으로 우리에게 이용되는 체질이다. 생일은 이러한 체질적 경향을 쉽고 빠르게 찾기 위한 수단일 뿐이다. 일단 봄에 태어났으면 무력 체질일 가능성이 크다고 추정 진단하는 것이다.

전문 의약품 시대에는 약물 중심의 치료를 했다. 독한 약을 많이 복용한 것이다. 독한 약을 많이 복용하니 부작용이 심하게 나타났다. 그러한 문제를 해결하기 위해서 연구하였더니 몸이 약한 사람에게는 전문 영양물질인 보약을 처방하여야 한다는 사실을 알아내었다. 또한 몸이 약해지는 경향을 살폈더니 사람마다 약한 부분이 다르게 나타난다는 사실을 알게 되었고, 다르게 나타나는 것들로는 '기운이 약해지는 경우', '열을 내려 주는 음이 부족한 경우', '열을 올려 주는 양이 부족한 경우'가 있다는 사실을 알게 되었다. 그런 이유로 기를 보충하는 '보중익기론', 음을 보충하는 '보음론', 양을 보충하는 '보양론'이 나타난 것이다.

생일체질은 선천적으로 약한 부분을 찾아 보충해 주는 이론이다. 따라서 기가 부족한 경우, 음이 부족한 경우, 혈이 부족(건조)한 경우, 양이 부족한 경우를 찾아서 보기, 보음, 보혈, 보양해 주는 것이다. 그런 이유로 생일체질은 전문 영양물질인 생일 보약을 위주로 처방한다.

이미 이 네 가지 유형의 체질은 후세방 시대에 발견된 한의학의 중심 이론이고 실질적으로 우리의 일상에서 느끼고 이용하는 체질이다.

이러한 체질적 특성을 생일을 기준으로 알아내는 것이 생일체질이다. 이렇듯 생일체질은 체질 구분의 가설만 빼고는 모두 순수 한의학 이론만을 이용한다.

또한 체질 진단에서 오해가 많은 것이 열 체질이다. 열 체질이 몸이 나빠지면 열이 심장으로 몰린다. 따라서 손발이 차지고 추위를 많이 탈 수 있다. 열 체질 환자에게 열 체질이라 말하면, 손발이 차고 추위를 많이 탄다고 하면서 자신은 냉 체질 같다고 한다. 하지만 이때 심장을 중심으로 열이 많이 있는 증상들을 설명하면 대부분 자신이 열 체질임을 인정한다.

3. 생일을 기준으로 체질을 나누는 이유

생일은 태어날 때의 기후를 의미한다. 생일체질의 구분 기준은 출생시에 처음으로 만나게 되는 그 순간의 기후 상태다.

출생 전까지의 태아는 외부 환경과는 격리되어 영향을 거의 받지 않다가 폐 호흡을 처음 시작하는 출생 시에 외부 기후를 담은 공기를 온몸에 흡입한다. 쉽게 이야기해서 태어나서 처음 폐 호흡을 하는 순간은 0%의 외부 기후 상태에서 100%의 외부 기후로 바뀌는 순간이라고 할 수 있다. 이 순간에 영향을 받는 기후적인 특성이 평생에 영향을 미치게 되어 그 사람의 체질적 특성을 좌우할 수 있다는 것이다.

태어날 때의 기후는 지구 상의 태양 에너지 입자의 농도다. 사람은 태어나면서 처음으로 외부의 태양 에너지 입자와 만난다. 이때 만나게 되는 입자의 농도에 의해 각각 개인들의 체내에서 작용하는 태양 에너지 입자의 밀도가 영향을 받는다. 빵을 만들 때를 예로 들자면, 처음 화로에서 타오르는 불의 강도 차이에 의해 탄 빵, 적당한 빵, 설익은 빵 등이 결정되는 것과 같다. 사람도 처음 태어날 때 태양 에너지의 입자 농도에 의해 구워지는데, 이때 구워지는 정도가 개개인의 태양 에너지 농도와 민감도에 영향을 미치는 것이다.

일반적으로 온도가 높아지면 산소 농도는 줄어들고 습도는 올라간다. 온도가 낮아지면 산소 농도는 늘어나고 습도는 줄어든다. 인체 안에서도 똑같은 현상이 나타난다. 태양 에너지 농도가 높아지면 온도가 높아지고, 온도가 높아지면 에너지를 만드는 산소 농도는 줄어들고, 인체의 습도는 올라간다. 이와 반대로 태양 에너지 농도가 낮아지면 온도가 내려가고, 온도가 내려가면 에너지를 만드는 산소 농도는 늘어나고, 습도는 내려간다. 외부의 기후 변화와 인체 내의 변화는 밀접한 관계를 갖기 때문이다. 따라서 외부의 기후 변화는 인체 내부의 기후 변화를 이끌 수 있다. 외부에서 이루어지는 기후 변화의 중심은 태양 에너지의 다소다.

태어날 때 정해지는 체질적 특성은 두 가지로 나타난다. 첫째는 기후 상태의 영향 그 자체이고, 둘째는 기후 상태에 영향받은 기혈과 오장육부(인체의 구성 요소)의 변화다. 첫째는 따뜻함, 더움, 서늘함, 추움, 습함, 건조함, 바람의 의미를 지니고 있는 육기적인 상태의 변화이고, 둘째는 기허, 혈허, 간허, 심허, 비허, 폐허, 신허 등이다. 이러한 육기, 기혈, 오장육부의 특성이 질병의 발생과 치료에 중요한 근거가 될 수 있다.

생일체질 분류의 가설만 제외하면 기존 전통 한의학의 이론 체계에서 벗어나는 것이 하나도 없으며, 오히려 생일체질을 이용하여 한의학의 이론 체계에 더욱 잘 접근할 수 있다.

　생일체질을 구분하는 기준이 생일인 것에 대한 주변의 반응은 다양하다. 독자분들도 똑같은 궁금증을 가질 수 있으므로 몇 가지 경우를 적는다.

　다시 강조하지만, 생일체질에서 체질 구분의 기준은 생일이다. 한의학계에서 일부 회자하는 오운육기 체질이라는 것이 있다. 그 오운육기 체질에서 체질을 구분할 때, 입태일을 기준으로 하는 것을 아는 사람들이 '왜 입태일을 기준으로 삼지 않느냐?'고 종종 묻는다.

　생일체질은 형이상학을 하는 것이 아니고 형이하학을 하는 것이다. 인체에 일어나는 실질적인 현상을 다스리는 의학이고, 물질 세계를 대상으로 하고, 과학을 기반으로 하며, 인체에 가해지는 충격에 대한 반응을 이용하여 체질을 구분하는 과학이다. 인문학도 아니며 명리학(사주)과는 아무런 관계도 없다. 따라서 입태일을 참고할 이유는 전혀 없다.

　인체는 충격의 영향을 정보로서 저장한다고 한다. 인체에 가해지는 충격 중에서 태어날 때 받는 충격이 제일 강력하다. 실제로 자연환경과 만나는 첫 순간이기 때문이다. 따라서 태어날 때의 기후적인 충격은 정보로서 저장되어 평생 영향을 미칠 수 있다. 프로이트도 '어릴 적의 정신적 충격이 평생 영향을 미친다'고 하였다. 하물며 처음 만나는 기후적 충격은 말할 것도 없을 것이다. 따라서 태어날 때인 생일을 기준으로 삼는 것은 너무도 당연하다.

또한 주변에서 많이 하는 질문이, '요즘은 거의 모든 아이가 분만실의 일정 온도에서 태어나므로, 생일로 계산되는 기후의 영향이 적지 않을까?' 하는 것이다. 하지만 그렇지 않다. 일정 온도인 실내에서 생활하더라도 겨울에는 찬물로 샤워나 설거지를 못 하고 따뜻한 물로 한다. 하지만 여름엔 찬물로 샤워나 설거지를 할 수 있다. 일정 온도의 실내에만 생활해도 그 계절의 기운이 있는 것이다. 이처럼 태어날 때도 분만실 내의 온도가 일정하지만, 그 계절의 기운을 그대로 받게 되며 생일체질적 특성이 나타나는 것이다. 사우나를 가도 겨울보다 여름에 가면 땀이 훨씬 더 많이 난다.

4. 서양에서의 생일과 건강의 관련 연구

서양에서도 태어나는 계절과 질병의 관계에 대하여 많은 연구를 하고 있다.

시카고대학의 연구팀은, 미국서 1880~1895년 사이에 태어나 100세까지 장수한 사람들의 자료를 조사한 결과, 100세까지 장수한 사람들 상당수가 가을에 태어났다는 사실을 밝혀냈고, 가장 중점적인 가설은 '어린 시절 계절적인 영향이 인간의 수명에 영향을 준다'는 것이라고 하였다.

생일체질로 면역력과 건강의 힘 키우기

또한 동계 올림픽 금메달 수상자들을 분석한 결과 겨울에 태어난 사람들이 많다는 연구 결과도 있었다고 하며, 오래전부터 과학자들은 탄생한 계절과 정신 분열증의 관련성에 주목하고 있다. 예컨대 겨울에 태어난 아이들이 다른 계절에 태어난 아이들에 비해 정신 분열증을 앓을 가능성이 크다는 것이다.

미국 컬럼비아대 병원 연구진은 최근 국제 학술지 《미국의학정보학회 저널》에 실린 논문에서 "환자 약 175만 명을 대상으로 의료 기록을 검토한 결과, 55개의 질병이 태어난 달에 따라 걸릴 확률이 크게 달라지는 것으로 나타났다"고 밝혔다.

5. 기후적 특성을 절기로 구분

생일체질에서 생일은 생일 자체를 의미하는 것이 아니고, 절기를 찾아내기 위한 것이다. 여기에서 절기는 기후의 특성을 가장 정확하게 표현하는 단위다.

기후의 변화를 표현하는 절기가 날짜로 표현되므로, 날짜를 표현하는 생일은 생일체질의 기준으로 적합하다. 생일이 바로 날짜이며 또한 절기이며 또한 계절이 되는 것이다.

또한 기후의 변화는 절기를 기준으로 또렷하게 나타나므로 기후의 특성을 구분하는 기준으로 적합하다.

자연의 변화를 민감하게 느끼는 사람들은 자연 속에서 사는 사람들이다. 자연 속에서 사는 분들의 이야기를 들어보면, 계절의 변화는 바람 소리에, 바람결 속에 스며 있다고 한다. 염증성 건조 체질에서 건조 체질로 넘어가는 처서의 오전 바람결과 오후 바람결이 그토록 다르다고 한다. 처서 오전 바람결에는 약간 끈끈한 습기가 묻어 있고, 오후 바람은 약간 마른 바람이라는 것이다. 한두 해가 아니고 늘 한결같단다. 그런 이유로 처서가 지나면 삼베옷을 벗는다. 따라서 처서 날을 기준으로 염증성 건조 체질에서 건조 체질로 바뀐다. 이렇듯 생일체질의 구분기준으로 절기는 적합하다.

날짜는 그때의 기후 상태를 알게 해 준다. 그래서 생일은 '어떤 기후와 처음 만나게 되는가'를 알게 해 주는 기준이 될 수 있다. 예를 들어 7월 15일에 태어났으면, 소서에 태어난 것이고, 여름날에 태어난 것이다. 따라서 태어날 때 더운 여름 기후를 처음 만날 것이고, 더운 기후의 영향이 체질적 특성을 만들어 갈 것이다. 또한 1월 10일 태어났으면, 소한에 태어난 것이고, 겨울날에 태어난 것이다. 따라서 태어날 때 추운 겨울 기후를 처음 만날 것이고, 추운 기후의 영향이 체질적 특성을 만들어 갈 것이다.

또한 기후의 편차가 적은 무력 체질과 건조 체질은 태어난 시간을 참고해 볼 수도 있다.

현재까지 생일체질의 가설은 태어난 날의 태양 에너지양만을 기준으로 삼고 있다. 결국 태어난 날이 속한 절기만을 이용하고 있다. 하

생일체질로 면역력과 건강의 힘 키우기

지만 하루 중에도 태양 에너지의 양이 변화하므로, 생일이 속한 계절 뿐만 아니라, 태어난 시간도 기후의 영향을 살피는 기준이 될 수 있다. 따라서 태어난 시간도 살펴보았다. 그중에서 일부를 소개하면, 온도가 적당한 봄과 가을을 기준으로 계절 간의 온도 차이는 약 10~13도다. 차이가 가장 많은 겨울과 여름의 차이는 약 20~25도 정도다. 하루 중 온도 차이는 보통 5~6도이고, 최대치가 10도 이내다. 이러한 차이를 생각할 때, 계절적 요인에 시간적 요인을 참고할 가치가 충분히 있다고 본다. 특히 무력 체질과 건조 체질의 경우는 더욱 중요할 것 같다.

6. 생일체질의 중심 이론

(1) 태양 에너지

지구 상의 생물계의 근원은 태양 에너지다. 태양 에너지양의 변화만으로, 아무런 조건 없이 사계절의 변화가 나타나고, 생물계의 수만 가지 변화가 저절로 나타난다. 이러한 태양 에너지양의 변화를, 제일 정확하게 나타내는 것이 절기다. 또한 절기를 표현할 수 있는 수단이 생일이다. 이런 이유로 생일을 체질 구분의 기준으로 삼은 것이다. 따라서 생일체질에서 가장 중요한 것은 사람이 지니고 있는 태양 에너지양의 다소이다.

(2) 인체의 대응력

외부적인 기후 변화에 따른 사람의 대응이 어떻게 일어나는가를 중시한다.

설명을 위하여 안구 건조증 환자가 봄에 증가했다가 가을에 줄어드는 상황을 살펴보겠다. 육기적인 관점에서 보면, 건조한 가을에 안구 건조증 환자가 증가하였다가 봄에 줄어들어야 할 것 같은데 실제로는 반대의 현상이 나타난다. 봄에 안구 건조증 환자가 증가하고 오히려 가을에 줄어드는 것이다.

외부의 기후를 기준으로 삼으면 건조한 가을에 눈이 건조하고 따뜻한 봄에는 눈이 건조하지 않겠지만, 인체의 수분 증발을 기준으로 삼으면 따뜻한 봄에는 수분이 많이 증발하고 서늘한 가을에는 수분이 적게 증발할 것이다.

기후의 영향도 참고하지만, 인체의 대응력도 함께 참고해야 한다.

(3) 혈을 중시

생일체질은 인체의 바탕을 이루는 기혈 중에서 혈을 더욱 중시한다. 모든 사람을 하나의 체질로 분류한다면 혈허 체질로 분류할 수 있다. 사람에게 있어서 공기의 유입은 쉽고 고른 영양 섭취는 쉽지 않다. 따라서 공기를 대변하는 기는 풍부하고 영양을 대변하는 혈은 부족하

생일체질로 면역력과 건강의 힘 키우기

기 쉽다. 그런 까닭에 혈을 보충해 주는 것을 우선한다.

⑷ 육체를 중시

마음과 육체 중에서 육체를 중시한다. 따라서 생일체질은 몸을 중심으로 마음까지 살핀다. 왜냐하면, 생일체질은 과학을 지향하고 구체적인 현상을 중시하기 때문이다.

한의학은 몸과 마음을 하나로 생각하므로 몸과 마음을 실제로 분리하는 것은 어렵다. 하지만 관념적으로 분리할 수 있고, 몸의 현상을 우선으로 진찰하고 치료할 수 있다.

⑸ 체질 불변

'체질은 변화하는가?'에 대한 관심과 논란이 많다. 필자의 잠정적인 결론은 체질은 변하지 않는다는 것이다.

다만 근본 체질은 변하지 않으나 건강 상태에 따라서, 체질적 특성이 나타나거나 나타나지 않기도 하고, 체질적 특성이 나타날 때도 조금 나타나거나 많이 나타나기도 하는 변화가 있다. 또한 사람이면 누구나 다양한 질병을 앓게 된다. 그중에서 체질과 관계없이 발생하는 것들도 많다. 이러한 질병들이 만성적으로 쌓이면 몸의 기본적인 특성들이 일시적으로 바뀔 수 있다. 따라서 바뀐 특성들이 체질적 특성들을 가리고 왜곡할 수도 있다. 자신의 특성이 가려지거나 왜곡되면 다른 체질인 것처럼 진단될 수 있다. 체질이 변하는 것 같은 착각을 하는 것이다. 하지만 본래의 체질을 변하지 않는다. 이것을 명심하고 왜곡된 정보에 속지 않아야 한다.

(6) 허증과 완증을 중시

실증과 허증 중에서 허증을 중시하고, 급증와 완증에서 완증을 중시한다.

한의학을 변증시치의학이라고 한다. 특히 중국의 한의학인, 중의학에서는 그러하다. 변증을 잘하려면 증상들이 겉으로 잘 드러나야 한다. 증상들이 복잡하게 얽혀 있거나, 원인과는 다르게 드러나면 변증을 제대로 할 수 없다. 특히 허증의 경우에는 인체가 질병에 제대로 반응하지 않으므로 증상을 잘 드러내지 않는다. 따라서 변증이 어렵다. 또한 만성병인 완증의 경우에는 여러 가지 증상들이 섞여서 너무나 복잡하여 변증이 너무 어렵다.

예를 들어 한랭한 증상이 오래되면 여기에 더하여 열한 증상이 섞이고, 열한 증상이 오래되면 여기에 더하여 한랭한 증상이 섞인다. 따라서 열이 원인인지 한랭이 원인인지 알아내기 어렵다. 또한 기운 없는 증상이 오래되면 여기에 더하여 영양 없는 증상이 섞이고, 영양 없는 증상이 오래되면 여기에 더하여 기운 없는 증상이 섞인다. 따라서 기운 없는 것이 원인인지 영양 없는 것이 원인인지 알아내기 어렵다.

반대로 급성병인 급증과 면역력이 좋은 실증은 증상이 잘 드러나고 복잡하지 않다.

변증이 어려운 허증과 완증을 진찰할 때, 좋은 나침판 역할을 하는 생일체질을 이용하면 진료가 쉬워진다. 따라서 허증과 완증을 진찰하고 치료할 때 생일체질이 더욱 중요해진다.

7. 생일체질의 우수성

(1) 체질 진단이 명확

체질 의학의 출발점은 체질 구분이다. 체질 의학의 도움을 받으려면 체질이 명확하게 구분될 수 있어야 한다. 이러한 이유로 생일체질은 명확한 구별 기준을 만들었다. 누구나 알고 있고 명확한 자신의 생일을 이용하여 체질을 구분하는 것이다. 따라서 생일체질 진단은 이용하기도 쉽고 정확도가 높다.

(2) 체질에 맞는 건강 관리

체질을 생활에 이용하려면 먼저 체질 구분이 되어야 하고, 알아낸 자신의 체질을 쉽게 이용할 수 있어야 한다. 생일체질은 생일을 기준으로 체질을 명확하게 구분한다. 명확한 구분을 따라 자신의 체질적 특성을 정확하게 알 수 있으므로, 자신에 맞는 건강 관리를 실천할 수 있다.

(3) 자연과 사람에 대한 이해도 상승

생일체질은 태어날 때의 기후적 특성을 체질 진단의 배경으로 삼는다. 따라서 생일체질에 대한 이해가 높아질수록 기후에 대한 이해를 높일 수 있다. 또한 기후는 모든 생명 활동의 바탕이므로 기후를 이해하면 다시 사람과 자연의 생명 활동에 대한 이해를 더욱 잘할 수 있게 된다.

기후와 사람과 자연에 대한 이해도가 높아지면 한의학적 치료의 효과가 더욱 높아질 수 있다. 한의학은 인체를 나누어 생각하지 않으며 유기체적인 조화를 중시한다. 인체를 나누어 생각할 수 없듯이 자연(기후)과 인체를 나누어 생각할 수도 없다.

기후와 자연을 배려하는 진찰과 치료는 장점이 있다. 설사병을 예를 든다면, 설사가 여름에 발생하는 경우와 겨울에 발생하는 경우가 있다. 일반적일 때라면, 여름에는 설사병이 쉽게 발생하는 경향이 있고, 겨울에는 설사병이 잘 발생하지 않는 경향이 있다. 따라서 겨울에 발생하는 설사는 중병일 가능성이 크고, 여름에 발생하는 설사는 상대적으로 가벼운 증상일 가능성이 크다. 피부병도 이와 같다. 여름에는 피부병이 잘 발생하는 경향이 있고, 겨울에는 잘 발생하지 않는 경향이 있다. 따라서 겨울에 발생하는 피부병은 중병일 가능성이 크고, 여름에 발생하는 피부병은 가벼운 것일 가능성이 크다.

정리해 말하자면, 병을 진찰하고 치료하는 과정에서 질병을 질병 자체로만 보지 않고, 질병을 사람과 환경과 관련지어 생각하는 한의학은 폭넓은 시각으로 많은 정보를 이용하여 진찰하고 치료하므로 치료효과가 더욱 좋다. 또한 자신의 상태를 이해하는 능력이 길러져 있으므로, 몸이 나빠지는 조짐을 초기에 알아차리고 바로 원인을 찾아내고 생활을 개선하여 질병을 예방할 수 있게 된다.

8. 활용을 위한 조언

(1) '체질 차이'의 정확한 이해

큰 범주에서는 모든 사람이 같은 체질이라고 볼 수 있다. 체질이 다르다고 아주 다른 사람이 되는 것은 아니다. 체온, 혈압, 당뇨, 호흡 수, 맥박 수, 기타 등등 모든 사람의 정상 범위는 서로 비슷하다. 사람은 대다수의 특성은 같고 약간의 차이만 있을 뿐이다. 이 약간의 차이가 체질적 차이를 만드는 것이다. 따라서 어떤 사람을 어떤 체질이라 규정하고 그러한 체질적 규정에 사람을 꿰맞추지 말아야 한다. 다만 체질을 이용하여, 그 사람의 개인적 특성을 잘 이해하는 수단으로 삼아야 한다. 체질이 먼저가 아니고 사람이 먼저이다.

또한 몸의 상태는 계속 변화한다. 다시 말해서 여러 요소가 변화하고 협력하면서 건강을 유지하는 것이다.

건조 체질이라도 무력 체질의 특성을 일시적으로 지닐 수 있다. 하지만 대부분 건조 체질의 특성으로 다시 돌아가서 항상성을 유지한다. 외부적 내부적 충격으로 항상성이 깨졌을 때는 일시적으로 다른 체질의 특성과 같아질 수도 있다. 열 체질의 사람이라도 뜨거워서 병이 오기도 하고 차가워서 병이 오기도 한다. 열 체질이라고 무조건 뜨거운 문제만 있는 것은 아니다. 어떤 체질이든지 추위에 오래 떨면 추위로 인한 질병이 발생하는 것이다. 그러므로 체질이 다르다고 체질에 꿰맞추어 완전히 다른 사람으로 취급하면 안 된다.

질병이 발생하는 것을 예로 들어 설명해 보자. 체질이 다르면 나타나는 병도 다를 것으로 생각하는 경향이 있다. 하지만 어느 체질이나 감기에 걸리고, 머리가 아프고, 소화가 안 되는 것처럼 체질과 상관없이 질병 현상은 동일하게 나타날 수 있다. 체질은 어떤 질병이 발생할 것인지를 예측해 주는 것이 아니라, 질병이 발생했을 때 체질적 특성을 이용하여 원인과 치료 점을 효과적으로 찾아내어 치료 효과를 높여 주는 것이다. '어떤 체질인데, 어떤 병이 오겠어요?'가 아니라 '어떤 체질인데, 어떤 병이 왔어요. 어떤 원인일까요? 어떤 치료를 해야 하나요?'인 것이다. 물론 체질에 따라 발생하는 질병은 차이가 난다. 일부 예측도 가능하고 그것을 건강 관리에 이용할 수도 있다. 하지만 생일체질을 이용하는 큰 줄기는 질병의 예측보다, 발생한 질병의 원인과 치료 점을 효율적으로 찾아내고 치료 효과를 높이는 것에 있다.

(2) 체질 감별의 오해

일반적으로 한의원을 찾는 대부분의 환자분이 체질을 제대로 알기만 하면 치료는 간단하게 되는 것으로 알고 있다. 체질을 알면 그 체질에 해당하는 단답형의 답이 있고 그 단답형의 답만 따르면 몸이 좋아진다고 생각하는 것이다. 하지만 그렇지 않다. 체질을 감별했다고 해서 바로 치료할 수 있는 것은 아니다. 감별은 단지 체질 치료의 시작일 뿐이다. 감별이 잘 되었더라도 변증을 잘해야 하고 처방을 잘해야 한다. 변증도 어렵고 처방은 더욱 어렵다.

(3) 목표는 개체 의학과 대중화

한의학의 목표는 개체 의학이고 체질 의학은 그것을 이루기 위한 징검다리 역할을 한다.

처음부터 개체 의학을 목표로 하면 너무 복잡하고 어렵고 오래 걸린다. 그런 이유에서 중간 단계의 역할로 생일체질을 이용한다. 비슷한 유형으로 묶인 체질을 먼저 이해하고, 이를 바탕으로 더욱 세분하여 개체의 특이성에 도달하는 것이다. 결국 체질보다 개인의 특성을 배려하는 것이다. 따라서 개인의 특성을 배려하여 치료와 건강 관리를 더욱 완전하게 해 주는 것이 한의학의 목표이면서 생일체질의 목표가 된다. 또한 생일체질은 체질 의학의 대중화를 목표로 삼고 있다. 체질 의학이 대중화되어야 한의학이 대중화될 수 있고 한의학이 대중화되어야 환자 스스로 질병을 예방할 힘이 길러지고, 치료에 적극적으로 동참하여 효과를 극대화할 수 있는 힘도 길러지기 때문이다.

(4) 생일 보약을 이용

생일체질은 생일 보약을 처방할 때 가장 효과적이다. 체질의 특성은 몸이 약해질수록 더욱 명확하게 나타나기 때문이다.

몸이 건강하면 체질적 특성이 잘 나타나지 않는다. 다시 말해서 건강할수록 체질적 특성은 줄어들고, 몸이 약해질수록 체질적 특성이 강해진다. 그러므로 건강할 때는 체질적 배려를 적게 해도 무방하고 건강이 나쁠 때는 체질적 배려를 많이 해야 한다.

건강할 때는 음식이나 생활 습관을 이용하여 건강을 유지하고, 문제가 적을 때는 잠시 생일 보약을 이용하거나 음식이나 생활 습관을 이용하여 빨리 건강을 회복하고, 문제가 많거나 질병이 나타날 때는 전문적인 생일 보약을 이용하여 치료해야 한다.

음식이나 생활 습관을 개선하는 것은 건강 관리를 위한 방법이고, 생일 보약은 치료를 위한 방법이다. 건강 관리와 치료는 다르다. 건강할 때는 건강 관리를 하고 아플 때는 치료를 해야 한다. 건강할 때 섣부르게 치료를 해서도 안 되고, 아플 때 건강 관리만 해서도 안 된다. 치료는 한약으로 하는 것이고, 건강 관리는 음식이나 생활 습관의 개선으로 하는 것이다.

보통 체질 의학에 관심을 기울이는 환자분들을 보면, 질병을 치료할 경우에도 음식이나 생활 습관의 개선만을 고집하고 한약을 복용하지 않으려는 경우가 종종 있다. 그러나 질병 치료는 음식이나 생활 습관의 개선만으로는 부족하다. 다시 말해서 질병을 치료할 때에는 한약의 복용이 우선되어야 한다. 왜냐하면, 치료는 일정량의 치료 자극이 필요하고, 그 자극은 한약으로 하는 것이기 때문이다. 또한 질병 상태에서는 가능한 빨리 벗어나야 하므로 전문적인 치료가 필요하다. 다만 한약을 복용할 때에도 음식이나 생활 습관의 개선을 함께해 주면 치료 효과는 더욱 높아진다.

chapter 03
생일체질 건강 관리

생활 습관은 모든 질병의 원인으로 작용한다. 따라서 올바른 생활 습관을 실천하지 않으면 건강에서 자꾸 멀어진다. 생활 습관은 건강의 바탕이며, 병의 원인이고, 치료의 후원자이며, 재발의 방지자다. 잘못된 생활로 질병이 왔다면, 생활을 바로잡아 건강을 회복시킬 수 있다. 생활 개선이 원인을 제거해 주고 회복력을 도와주기 때문이다.

다만 질병이 왔을 때는 생활 관리만으로 치료한다는 것은 어려울 수 있다. 효율성이 떨어지기 때문이다. 질병이 나타났을 때는 전문의학으로 치료하는 것을 주로하고, 생활 습관의 개선으로 치료를 도와주고, 마지막 마무리는 건강한 생활 습관의 유지를 이용한다. 따라서 생활 습관은 '건강을 유지하고 질병을 예방하는 측면'과 '원인을 제거해 주는 측면', '의학 치료의 효과를 도와주는 측면', '치료를 마무리해 주는 측면'으로 접근해야 한다.

평상시의 생활 습관도 중요하지만, 질병이 왔을 때는 더욱 중요하다. 나쁜 생활 습관을 개선하지 않는다면 치료를 방해하기 때문이다. 특히 중한 질병의 경우 생활 습관의 변화 없이는 치료가 어렵다. 따라서 질병을 치료하는 기간에는 더더욱 생활 습관을 바로잡아야 한다.

만약 건강 상태가 좋다면 건강 관리에 너무 집착하지 않는 것이 좋다. 건강 상태가 좋다는 것은 어느 정도의 문제는 이겨낸다는 것을 의미한다. 삶을 탄력적으로 살아도 문제가 되지 않는 것이다. 건강 관리는 적당히 하고, 더욱 삶을 즐겁고 효율적으로 사는 것에 관심을 두는 것이 좋다. 삶은 건강해지려고 사는 것이 아니라 하고 싶은 것을 하려고 사는 것이다.

1. 호흡 습관

(1) 코로 숨을 쉰다

가능한 입을 다물고 코로만 숨을 쉰다. 다시 말해서 음식을 먹거나 말을 하는 등의 상황만 빼고는 입을 다물고 코로만 숨을 쉬는 것이다. 본래 공기는 콧구멍을 통해 들어가고 나가야 한다. 코에는 코털이 있어서 먼지를 정화하고 정화된 먼지는 점액의 분비를 통해 배출된다.

코의 비강은 외부 공기와 내부 공기의 온도와 습도의 차이를 줄여주는 기능을 한다. 만약 비강을 거치지 않는다면 비강의 상태가 나빠지고, 나빠진 비강의 영향으로 구강, 폐, 기관지, 식도, 위까지 기능이 나빠진다. 따라서 이들을 건강하게 만들기 위한 첫걸음은 코로 숨을 쉬는 것이다. 반대로 입으로 숨을 쉬면 구강을 비롯한 식도와 위가 건조해져 소화 기능이 떨어진다. 물론 구강, 폐, 기관지, 식도, 위가 나빠져 그 영향으로 비강이 나빠질 수도 있다.

이해를 돕기 위하여 비유하자면, 비강은 흉부 이상의 부위의 열기를 식혀 주는 공랭식 냉각기라고 할 수 있다. 따라서 코로 숨을 쉬어 비강으로 공기가 출입하여야 상부의 열을 식힐 수 있다. 비강의 기능에 문제가 온다면 상부에 열이 쌓여 많은 문제가 발생하게 된다.

(2) 깊이 쉰다

아랫배까지 느리고 깊은 호흡을 해야 한다. 집중하는 일을 하거나 바쁜 일상을 할 때는 실천하기 어렵겠지만, 실천할 수 있는 여유가 생기면 가능한 한 자주 하는 것이 좋다.

느리고 깊은 호흡을 자주 하면 실질적인 산소의 대사를 높여 주고, 스트레스를 줄여 주고, 긴장된 몸을 풀어 준다.

호흡법의 중심은 첫째 느리고 길게, 둘째 내쉬는 숨과 들이쉬는 숨 사이의 간격을 길게, 셋째 정상적인 산소의 통로인 코를 통과해야 하고(입은 다물고), 넷째 전신의 근육(어깨, 가슴, 배의 근육)을 이용하여 호흡을 도와주어야 하고, 다섯째 척추(특히 경추)를 바로 세우고 부드럽게 움직여 호흡을 돕고, 여섯째 들이쉬는 숨보다 내쉬는 숨을 배려해야

생일체질로 면역력과 건강의 힘 키우기

한다. 들이쉬는 것보다 내쉬는 숨을 쉴 때 근육의 수축력이 더 필요하기 때문이다. 노인성 천식의 원인도 이와 같다. 나이가 들수록 내쉬는 숨이 어려워지므로 내쉬는 숨을 더욱 배려할 필요가 있다.

(3) 호흡기 질환은 습도가 중요하다

폐 질환은 일반적으로 가습기로 습도를 올려 주는 것이 좋다. 폐의 건강은 공기의 질에 좌우된다. 현대인은 실내 생활을 많이 하고 실내는 온도가 적당하므로 상대적으로 습도가 중요하다.

코, 기관지, 폐는 공기가 들어오고 나가는 바람길이다. 바람은 습기를 말린다. 그러므로 코, 기관지, 폐는 건조해지기 쉽다. 따라서 건조하지 않도록 관리하는 것이 중요하다.

폐(비염, 천식, 기침)에 문제가 오면 제일 먼저 가습기를 틀어 습도를 적절하게 유지해 주는 것이 좋다. 습도만 유지해 줘도 폐의 기능에 많은 도움을 줄 수 있다.

(4) 생일체질의 배려

무력 체질과 열 체질은 코를 통한 복식 호흡을 많이 해야 한다. 반대로 건조 체질과 냉 체질은 찜질과 운동을 해야 한다.

코를 통한 복식 호흡은 상부의 열을 내리고, 신경을 안정시켜 흥분을 가라앉히고 체온도 안정시켜 준다. 따라서 상대적으로 열이 있는 무력 체질과 열 체질에 좋다. 찜질과 운동은 열을 올리므로 건조 체질과 냉 체질에 좋다. 특히 찜질은 열을 많이 올려 주므로 냉 체질에 더욱 좋다. 열 기능이 떨어지면 발산력이 부족하여 체내에 수독이 쌓인다. 수독이 쌓이면 기관지의 가래로 배출되게 된다. 호흡기의 기능에 문제가 발생하는 것이다. 찜질과 운동을 하면 발산력이 좋아지므로 정체된 수독을 배출하여 기관지와 비강의 건강을 회복시킬 수 있다.

2. 식사 습관

사람은 욕망을 먹고 산다. 따라서 욕망을 잘 이루고 해소해야 한다. 만약 욕망을 충족시키지 못하면, 지속적으로 스트레스를 유발한다. 따라서 욕망을 거스르는 모든 행동은 오래 할 수가 없다. 정서가 왜곡되거나 삶이 무기력해지기 때문이다. 물론 여기서 말하는 욕망은 건강한 욕망을 의미한다. 병적인 욕망은 욕망을 이루지 못해서 나타나는 질병의 증상일 뿐이다. 알고 보면 욕망이 아니다. 당연히 병적인 욕망은 치료의 대상이지 성취의 대상이 아니다.

생각해 보면 건강은 삶의 목표가 아니다. 건강은 목표를 이룰 수 있도록 해 주는 가장 중요한 바탕일 뿐이다. 따라서 모든 선택은 욕망을 충족시키는 방향으로 이루어져야 한다.

식욕도 욕망 중의 하나다. 음식을 절제하거나 통제하려고 하는 것은 욕망을 억압하는 방법이다. 반대로 음식을 잘 먹겠다고 하는 것은 욕망을 충족시키는 방법이다. 따라서 음식을 절제하는 방법으로 건강한 식사법을 만들면 새로운 스트레스가 일어난다. 스트레스는 가장 강력한 질병의 원인이다. 건강을 위해 음식 관리를 하면서, 오히려 더 무서운 스트레스를 유발해서는 안 되는 것이다. 그러기에 참으로 맛있게만 먹는 것을 적극적으로 권한다. 음식의 문제도 욕망에 긍정하는 쪽으로 해결해야 한다.

(1) 맛있게만 먹는다

맛있게 먹기 위하여 식사 전부터 기대하고 '무얼 먹을까?' 고민한다. 먹고 싶은 것을 먹어야 제일 맛있기 때문이다. 또한 맛있게 먹기 위해 공복감을 만들어 준다. 꼬르륵할 때까지 기다리는 것이다.

음식을 먹을 때는 계속 맛을 음미한다. 맛을 음미하면 천천히 먹게 되고 꼭꼭 씹어 먹게 된다. 집중하면서 먹으면 맛이 없어지는 것을 바로 느낄 수 있다. 맛이 줄어들면 먹는 것을 즉시 중단한다. '다시 맛있어질 때 먹어야지' 하고 중단하는 것이다. 따라서 과식이 저절로 없어지고, 욕망이 충족되므로 긴장감이 해소되어 간식이 저절로 없어진다.

(2) 꼭꼭 씹어 먹는다

보통 소화하면 위장만을 생각하지만, 위장보다 씹는 것을 먼저 생각해야 한다. 소화는 씹는 것부터 시작하기 때문이다. 입에서 씹어 주어야 위의 부담이 줄어들고, 위에 부담이 없어야 위의 활동이 잘되고 소화도 잘된다. 소화가 잘되어 부드러워진 음식이 장으로 내려가야 장도 좋아진다. 따라서 씹어 주지 않으면 소화 과정에서 중요한 한 가지가 빠지게 되며, 이것이 소화 과정에서 많은 문제를 일으킬 수 있다.

씹어 먹으면, 씹는 과정에서 얼굴과 뇌의 혈액 순환이 촉진되고 뇌 신경의 긴장이 이완되어 식탐이 줄어든다. 또한 빨리 포만감을 느끼게 되어 과식하지 않는다.

음식물 속의 독소를 중화하고 소화를 촉진하여 소화기를 튼튼하게 해 주고 혈액을 맑게 해 준다.

참으로 맛있게 먹으면, 천천히 먹게 되고, 씹어 먹게 되고, 저절로 소식하게 된다.

(3) 소식한다

일반적으로 육식이 나쁘니 채식을 하라고 권한다. 하지만 육식보다 더 나쁜 것은 과식이다. 채식이 좋다고는 하나 채식으로만 먹더라도 과식은 나쁘다. 결국 과식이 가장 나쁜 것이다. 육식보다는 채식이 좋고 채식보다는 소식이 좋다. 아무리 좋은 음식이라도 필요 이상으로 섭취하면 불필요한 대사 에너지를 낭비하고 노폐물을 과잉 생산하기 때문이다.

과식에는 세 가지가 있다. 많이 먹는 과식(폭식)과 위장이 비워지지 않았는데도 다시 먹는 과식, 피로하거나 질병에 걸려서 입맛이 없을 때 강제로 먹는 과식이 있다. 한 번에 많이 먹는 것보다 비워지지 않았는데도 다시 자꾸 먹는 것이 더욱 나쁘다. 그래서 간식이 나쁘다고 하는 것이다. 피곤하여 입맛이 없을 때 먹는 것도 매우 나쁘다. 회복력에 방해를 주기 때문이다. 에너지를 회복에 집중적으로 사용하려고 입맛이 없어지는 것인데 음식을 먹으면 회복에 에너지를 집중시킬 수 없다.

요즘 건강 관리를 위하여 해독에 대한 관심을 많다. 해독의 중심은 소식, 단식, 자연식이다. 그중에서 소식이 제일 중요하다. 소식하면 음식물 섭취 시에 유입되는 독소의 양이 저절로 줄어들고, 대사 후에 발생하는 노폐물의 양도 저절로 줄어든다.

(4) 음식의 질을 높인다

현대에 사는 우리는 음식에 대한 정보를 '어디에는 어떤 음식이 좋다는 식'의 일대일 대응으로 해석하려고 하며, 또한 '어떤 음식은 좋은 음식, 어떤 음식은 나쁜 음식'이라는 고정관념에 의해 해석하려는 경향이 짙다. 하지만 음식은 좋은 것, 나쁜 것이 따로 존재한다기보다는 그 음식이 내 몸에 들어왔을 때, 유익한 역할을 하면 좋은 음식이 되는 것이고, 해로운 역할을 하면 나쁜 음식이 되는 것이다. 또한 좋은 음식도 적당량을 벗어나면 결과적으로 나쁜 음식이 된다. 예를 들어, 현미밥도 적당량을 먹을 때는 유익하더라도 한 번에 세 그릇을 먹는 것은 유익할 수 없다. 아마도 배탈이 날 것이다. 배탈이 나지 않고 소화 흡수된다면, 두 그릇의 잉여 영양분을 섭취하는 것이 될 것이고, 이것은 대사 노폐물을 많이 만들어 결국 독소로 작용하게 된다. 내 몸의 독소는 섭취된 독소뿐만 아니라, 대사 산물이나 잉여 영양분도 포함하기 때문이다. 유해하다고 하는 것으로 라면을 꼽을 수 있다. 하지만 배가 고플 때 라면이라도 먹는 것이 굶는 것보다는 몸에 유익하다.

㉮ 입맛을 배려한다

건강한 상태에서는 먹고 싶은 음식이나 어떤 특정의 맛이 당길 때는 그 맛에 맞는 음식을 섭취하면 된다. 임신부가 임신 초기에 자꾸 신맛 나는 음식을 찾거나 이것저것을 먹고 싶어하는 것은 임신기에 필요한 영양분을 요구하는 것이다. 이처럼 입맛은 우리 몸에 유익한 음식을 찾아내 주는 역할을 수행한다. 다만 스트레스로 인하여 식탐이 생길 때는 몸에 좋은 것보다 자극적인 것을 원하게 된다. 이때는 입맛을 기준으로 먹는 것을 금한다.

생일체질로 면역력과 건강의 힘 키우기

㉮ 입 냄새가 나는 것은 피한다

음식을 먹고 나서 탁한 입 냄새가 나는 것은 우리 몸에 맞지 않는 것이다. 따라서 가급적 섭취하지 않는 것이 좋다.

㉯ 가공식품과 부패 음식을 피한다

너무 상식적인 이야기지만, 가공식품은 먹지 않는 것이 좋다. 음식물은 미세하게 가공할수록 인체 내에서 대사의 교란을 유발할 수 있다. 음식은 인체 스스로가 조절하면서 소화하고 대사시키고 배설시켜야 한다. 적당한 속도로 소화되고, 흡수되고, 대사되어야 한다. 하지만 미세하게 가공하면 소화 흡수와 대사의 속도가 빨라져서 급격하게 농도가 높아지게 되므로 인체의 조절 능력에 부담을 줄 수 있다. 가공한다는 것만으로도 문제를 일으킬 수 있다. 특히 탄수화물은 가공 정제 기술의 발달로 흡수가 빨라진 대표적인 영양이다. 하지만 인체의 기능은 아직 빠르게 흡수되는 많은 양의 탄수화물을 처리할 준비가 되어 있지 않다. 따라서 고지혈증, 비만, 당뇨, 고혈압의 발생이 빠르게 증가하고 있다.

식품 안의 첨가물도 생리 활동과 치료 활동을 방해하므로, 가능한 섭취하지 않아야 한다. 또한 부패한 음식도 섭취하지 않아야 한다. 식물성보다 동물성 부패 음식 섭취가 더욱더 해롭다.

㉑ 생식이나 채식이 좋다

좋은 음식의 순서는 곡식(발아 현미), 야채(해초, 죽염), 과일이다. 식단을 개선하기 위해서는 발아 현미밥부터 시작해서 좋은 음식이 차지하는 비율을 조금씩 늘려나가야 한다. 반대로 생각하면 좋지 않은 음식이 차지하는 비율을 조금씩 줄여나가야 한다.

㉒ 제철 음식이 좋다

제철 음식이라야 유효 성분이 많은 음식을 섭취할 수 있다. 제철에 수확하거나 제철에 수확해 저장하거나 건조한 것을 먹는 것이 좋다.

㉓ 골고루 먹는다

건강한 식단은 일단 고른 영양소를 포함해야 한다. 따라서 음식을 섭취할 때는 편식하지 않고 균형 있게 섭취해야 한다. 하지만 현대인은 기본적으로 편식한다. 음식 산업의 발달로 단 것과 고기를 많이 먹는 환경에 놓여 있기 때문이다. 현대인의 많은 질병이 이러한 음식의 편식에서 시작되는 경향이 있다. 따라서 단맛과 고기를 줄이고, 쓴맛 나는 야채를 의도적으로 많이 섭취하는 것이 좋다.

생일체질로 면역력과 건강의 힘 키우기

㉔ 따뜻하게 먹는다

음식을 소화하는 내장은 다른 곳보다 온도가 높다. 높은 온도가 유지되어야 활동력도 유지된다. 속이 따뜻해야 소화가 잘되는 것이다. 따라서 따뜻하게 먹을수록 속이 편하고 소화가 잘된다. 만약 장이 차가워지면 소화력에도 문제가 발생하고 면역력도 저하되어 많은 문제가 발생할 수 있다.

㉕ 물은 적당히 마신다

해독 요법이 유행하면서 다수의 사람이 물을 많이 마셔야 건강해진다고 알고 있다. 하지만 이러한 생각은 잘못된 것이다. 무엇이든 적당한 것이 좋은 법이다. 부족해도 문제가 발생하고 지나쳐도 문제가 발생한다. 충분히 마시되 일부러 많이 마시는 것은 피하고 혹 물을 마시기 싫어지거나 거부 반응이 나타나면 마시지 않아야 한다.

(5) 생일체질의 배려

㉮ 무력 체질과 열 체질은 부영양소를 많이 섭취해야 하고, 건조 체질과 냉 체질은 영양소를 적당히 섭취해야 한다

무력 체질과 열 체질은 영양물질을 에너지로 바꾸는 능력이 떨어진다. 그러므로 영양을 대사시켜 주는 효소, 비타민, 미네랄이 많은 야채와 과일을 충분히 섭취하는 것이 좋다.

건조 체질과 냉 체질은 영양물질을 에너지로 바꾸는 능력이 좋다. 낮은 체온을 높이기 위해서 많은 영양을 열로 바꾸는 특성이 있어서, 영양이 부족해지기 쉽다. 따라서 피부에 지방질이 부족해지고 건조해지는 것이다. 그러므로 고칼로리 음식을 적절히 섭취하는 것이 좋다.

⑭ 무력 체질과 열 체질은 차를 마시고, 건조 체질과 냉 체질은 술을 마신다

차는 열량이 거의 없다. 그래서 열을 올리지 않는다. 오히려 대부분 열을 내리는 경향이 있다.

술은 열량이 있다. 그래서 열을 올린다. 특히 독주일수록 열량은 높고 수분이 적다. 따라서 냉한 체질일수록 독주를 소량씩 마시는 것은 좋은 것이다.

술 자체를 다시 체질별로 구분하자면, 무력 체질과 열 체질은 과일주가 무난하고 순한 술일수록 무난하다. 건조 체질과 냉 체질은 곡주가 좋고 독할수록 좋다. 물론 과음은 안 된다.

야채와 과일은 상대적으로 무력 체질과 열 체질에 좋다. 야채 같은 잎으로는 차를 만들고 과일로는 술을 만든다. 그래서 무력 체질과 열 체질에게 차와 과일주를 권하는 것이다. 곡식은 상대적으로 건조 체질과 냉 체질에 좋다. 곡식으로는 술을 만든다. 그래서 건조 체질과 냉 체질에게 곡식으로 만든 술을 권하는 것이다.

친한 후배와 이런 이야기를 나누던 중, 자신의 경험을 이야기했다. 후배가 아이스 와인을 먹고는 인생에서 단 한 번 대변을 지렸다고 한다. 그 후배는 냉 체질이다. 아이스 와인은 포도를 얼려서 만든 것이고, 더구나 차게 마신다. 따라서 냉 체질인 후배가 아이스 와인을 마신 것은, 체질적으로도 냉한데 너무 냉한 기운이 들어간 격이니, 대변을 지렸던 것이다.

㉱ 무력 체질과 열 체질은 생나물 야채를 주로 먹어야 하고, 건조 체질과 냉 체질은 염장 식품, 발효 식품과 육고기를 적당히 먹어야 한다. 특히 열 체질은 수분 함량이 높은 생야채가 좋고, 냉 체질은 소고기, 양고기가 좋다

야채는 크게 새싹, 수분이 많아서 건조하기 어려운 것, 건조하여 겨울철에 먹는 것, 발효하는 것, 해초류가 있다. 보통 건조하거나 발효하는 것은 가을철에 수확한다. 이미 가을철에 수확하는 것은 건조 체질과 냉 체질에 맞는다. 따라서 새싹과 봄에 나는 나물은 무력 체질에 좋고, 여름에 나는 수분이 풍부한 야채는 열 체질에 좋고, 해초류는 물에서 나는 것이므로 무력 체질과 열 체질에 좋고, 건조할 수 있는 야채나 발효하는 야채는 건조 체질과 냉 체질에 좋다. 발효 음식은 더욱 따뜻해진다. 따라서 냉 체질에 더욱 좋다.

염장하는 야채도 있다. 염장하면 더 따뜻해진다. 어떤 것을 염장했느냐가 중요하지만, 염장 식품은 일단 건조 체질과 냉 체질에 좋다.

고기는 크게 물고기, 해산물, 육고기, 염장류가 있다. 염장하면 더 따뜻해진다. 대체로 물고기는 차고 해산물은 중간이고 육고기는 따뜻하다. 따라서 무력 체질과 열 체질은 물고기가 좋고, 해산물은 중간에 가까우므로 무력 체질과 건조 체질에 좋고, 육고기와 염장류는 건조 체질과 냉 체질에 좋다. 물고기와 해산물의 염장류는 무력 체질에도 좋을 수 있다.

㉺ 무력 체질과 열 체질은 수분을 충분하게 섭취하고, 건조 체질과 냉 체질은 수분 섭취가 과잉되지 않도록 주의해야 한다

수분 섭취에서 두 가지 이론이 있다. 하나는 수분을 충분히 섭취하라는 것이고 다른 하나는 수분을 적당히 섭취하라는 것이다. 수분을 충분히 섭취하라는 쪽은 노화가 수분의 부족으로 나타난다고 보는 입장이고, 수분을 적당히 섭취하라는 쪽은 노화가 냉해져서 나타난다고 보는 입장이다.

필자는 체질에 맞게 섭취하라는 입장이다. 무력 체질과 열 체질은 충분히 섭취하고 특히 열 체질은 더욱 충분히 섭취해야 한다. 건조 체질과 냉 체질은 적당히 섭취하고 특히 냉 체질은 더욱 적당히 섭취한다. 간단한 기준은 마시고 싶은 욕구를 기준으로 마시는 것이다.

3. 수면 습관

(1) 일찍 잔다

해가 지면 활동의 시간이 끝나고, 휴식과 수면의 시간이 된다. 이 시간에 활동하면 두 배로 피곤해진다. 휴식과 수면의 시간이므로 이미 활동력은 감소하였고, 낮의 활동으로 인하여 발생한 피로 물질이 이미 쌓여 있기 때문에, 저녁 시간의 활동은 이미 피곤해진 상태에서 활동하는 것이므로 더욱 피곤해지는 것이다. 따라서 잠을 늦게 자는 것 자체만으로 인체에 나쁜 영향을 줄 수 있다. 저녁을 조금만 먹고 소화를 시킨 다음, 가능한 10시에는 잠을 자는 것이 좋다.

만약 저녁 시간에 졸리면 바로 잠자리에 드는 것이 좋다. 졸린다는 것은 음식이 필요한 것이 아니라 잠이 필요하다는 것이기 때문이다. 따라서 졸리는 때가 바로 자야 할 시간이다.

(2) 많이 잔다

잠을 충분히 자는 것이 면역력을 증가시켜 준다. 보통의 경우 7~8

시간 자면 좋은데, 아플 때는 8시간 이상 자는 것이 좋다. 수면 시간에 활동 에너지의 소비가 가장 낮으므로, 잠을 자면 에너지를 소비하는 시간은 줄고 상대적으로 충전시간은 늘어나게 된다. 또한 인체의 재생이 주로 수면 시간에 이루어지므로, 잠을 자면 활력을 회복하고 면역력을 높일 수 있다.

잠을 잘 때는 눕는다. 따라서 중력을 이기기 위한 에너지 손실이 없다. 또한 가만히 있으므로 활동 에너지의 소비가 거의 없고, 소화가 끝난 후에 잠을 자게 되므로 소화 에너지 소비가 없다. 이렇게 아낀 에너지를 모두 해독과 이완과 재생과 배설에 사용한다. 스트레스나 정신적 충격을 해소하고, 노폐물과 손상되거나 쓸모없는 조직을 분해하고 배설하며, 인체를 재생하는 것이다. 따라서 잠을 자고 나면 상쾌해지고 젊어지고 기운이 나는 것이다. 만약 잠을 잤는데 해독, 이완, 재생, 배설 기능이 작동하지 않았다면, 잠을 잤다고 볼 수 없다. 잠을 잔다는 것은 해독, 이완, 재생, 배설의 대사를 수행했다는 것이지, 의식이 없어졌다가 다시 나타났다는 것을 의미하는 것이 아니다.

만약 수면 시간이 9시간 이상으로 늘어나면 오히려 수면의 질에 문제가 있는 것이다. 양질의 수면이 충분히 이루어졌다면, 보통 9시간 이상 자기 어렵다. 저절로 눈이 떠 지고 활력이 넘쳐서 바로 일어나고 움직이기 때문이다.

눕는다는 의미를 다시 살펴보면, 눕는 시간은 근골격계의 휴식 시간이라는 것이다. 눕지 않은 상태에서는 모든 근육이 수축 활동을 한다. 근골격계의 휴식과 재생을 위하여 하루 8시간을 눕는 것은 중요하다. 혹 8시간 잠을 못 자더라도, 8시간 눕는 것은 배려해야 한다. 따라서 운동계 질환의 근본 치료는 8시간 눕는 것을 기본으로 해야 한다. 눕는 시간은 중력을 이겨내지 않아도 되는 진정한 휴식의 시간이고 온몸의 근육이 이완되는 시간이고 혈액이 근육 곳곳으로 순환하는 시간이기 때문이다.

(3) 깊이 잔다

잠을 잘 잔다는 것은 깊은 수면의 상태와 관련이 깊다. 깊은 수면의 양과 질이 유지되어야 잘 잔다고 할 수 있다. 선잠을 자거나 자다가 자꾸 깨거나 꿈을 많이 꾸거나 이를 갈거나 헛소리를 하거나 코를 골면서 자는 것은 수면의 질이 나빠서, 자지 않은 것과 같을 수 있다. 깊이 자기 위해서는 수면 환경을 개선하고, 정신적 긴장을 풀어 주고 코호흡이 확보되어야 하고, 수분 섭취가 적당해야 한다. 또한 적당한 온도와 습도가 확보되어야 깊은 수면이 방해되지 않고, 입을 다물고 코로만 숨 쉬는 것이 이루어져야 수면이 방해되지 않는다. 입으로 숨을 쉬면 호흡이 짧아져 편안하고 깊은 호흡이 될 수 없으며, 구강의 건조와 인후두의 염증을 유발하고 다시 코골이의 원인이 되어 깊은 수면을 방해한다. 과다한 수분 섭취, 특히 수면 전의 수분 섭취는 수면 중에 식은 땀(도한)과 야간뇨를 유발하여 깊은 수면을 방해한다. 따라서 깊이 자지 못하면, 자도 자도 또 자고 싶어진다. 만약 9시간을 잤는데도 계속 눕고 싶다면, 깊이 자지 못하는 것이다.

(4) 몸이 나빠지는 것을 느꼈다면, 먼저 충분히 잔다

수면은 모든 신경 정신과적 질환과 면역력 저하를 비롯한 체력 저하와 깊은 관련이 있다. 따라서 수면 장애는 모든 질환의 또 다른 원인이고 모든 치료의 시작이며 완성이다. 질병을 치료할 때 수면 장애가 있다면 수면 장애를 함께 치료해 주어야 한다.

(5) 생일체질 배려

수면에 있어서 체질의 배려는 우선 실내 온도다. 잠을 잘 때, 열 체질은 더우면 못 자고, 냉 체질은 추우면 못 잔다. 또한 무력 체질은 서늘한 것을 좋아하는 편이고, 건조 체질은 따뜻한 것을 좋아하는 편이다. 또한 냉 체질은 지지면서 자기를 좋아한다.

만약에 같은 체질이 아니면서 같이 잠을 잘 때는 이러한 상황을 배려해야 한다. 예를 들어, 체질이 다른 부부가 한방에서 잔다면, 한 사람의 체질에는 맞고 한 사람의 체질에는 맞지 않을 것이다. 특히 냉 체질과 열 체질이 한방에 잔다면 그중 한 사람은 더욱 심하게 맞지 않을 것이고, 맞지 않는 한쪽은 편안하게 잘 수가 없다. 온도가 낮다면 열 체질은 잘 잘 것이고, 냉 체질은 못 잘 것이다. 반대로 온도가 높다면 냉 체질은 잘 것이고, 열 체질은 못 잘 것이다. 따라서 건강할 때는 같이 자더라도, 한쪽이 건강 상태가 나쁠 때는 충분한 양질의 수면을 취하는 것이 중요하므로, 좋은 수면 환경을 조성하기 위하여 각자 자신의 온도에 맞는 방에서 자는 것을 고려해야 한다.

또한 무력 체질은 기운이 없어서 못 자는 경우가 많다. 기운이 없으면 잘 때 몸이 눌리는 것을 못 견딘다. 눌리는 것이 불편해서 깊은 잠을 자지 못하는 것이다. 따라서 무력 체질은 낮에 너무 많은 활동을 하여 피로해지는 것을 경계해야 한다. 무력 체질과 열 체질은 활동이 너무 과하면 문제가 올 수 있는데, 무력 체질은 에너지 낭비가 문제이고, 열 체질은 과열된 것이 문제로 작용한다. 반대로 건조 체질과 냉 체질은 활동이 좋다. 활동은 혈액 순환을 촉진하고 분비 기능을 활성화하며, 체온을 상승시키기 때문이다. 또한 건조 체질과 냉 체질은 습도를 배려해야 한다. 건조한 환경에 민감할 수 있기 때문이다.

무력 체질과 열 체질은 주말에 부족한 잠을 충분히 보충해야 한다. 에너지를 보충하는 가장 좋은 방법이 잠을 자는 것이기 때문이다. 보통 에너지를 보충하는 방법은 두 가지다. 잠을 푹 자는 것이 한 가지이고, 영양을 충분히 섭취하는 것이 한 가지다. 또한 수면은 마음과 몸을 안정시켜 흥분을 가라앉힌다.

무력 체질은 에너지를 보충하는 의미에서 잠을 충분히 자야 하고, 열 체질은 열로 인한 흥분을 가라앉히기 위해서 잠을 충분히 자야 한다.

이와는 반대로 건조 체질과 냉 체질은 주말에 나가서 활동해야 한다.

4. 배설 습관

배설의 통로는 크게 대변, 소변, 피부, 호흡이다. 임상적으론 대변, 소변, 피부라고 볼 수 있으며 대변이 중심이다.

(1) 대변

대변은 소화기의 기능이 제대로 이루어지는지와 먹는 음식물에 문제가 없는지를 살피는 근거가 된다. 그러한 활동들의 결과물이기 때문이다. 따라서 대변이 정상변이면 소화기가 정상일 가능성이 크고, 대변에 문제가 있다면 소화기에 문제가 있을 가능성이 크다. 특히 장에 문제가 있을 가능성이 크다.

정상적인 대변은 악취가 없으며 황금색의 바나나 모양으로 하루에 1~2회 배변하는 것이다. 만약 이것이 이루어지지 않는다면, 식이 섬유와 발효 식품과 수분의 섭취량과 장 온도에 관심을 가져야 한다. 대변의 재료들이기 때문이다. 대변의 재료가 되는 섬유소가 부족하다면, 현미밥을 먹는 것을 비롯하여 잡곡과 야채의 섭취를 늘려야 한다. 또한 섬유소들이 충분히 부풀기 위한 수분 섭취가 필요하고, 유익균이 섬유소를 발효시켜 주어야 하므로 유익균 배양을 위해서 발효 식품을 섭취한다. 발효 온도를 지켜 주기 위해 장의 온도가 40도 가까이 유지되도록 배려한다. 사실 정상적인 대변이 이루어지고 대변을 통해서 해독이 되려면 이 온도의 유지가 제일 중요하다. 미생물 번식의 제일 기본적인 요소는 적당한 온도의 유지이고, 장 활동의 가장 기본적인 요소도 온도의 유지다. 고기만 먹고도 좋은 대변을 볼 수 있는 것도 이 때문이다.

대변의 효과는 독소와 노폐물, 수독, 속열의 배출이다. 따라서 피부 질환과 피로, 부종, 발열 등의 치료에 대변을 이용한다. 대변이 해독 요법의 중심이 되는 것이다. 특히 지용성 대사 노폐물을 배출시킬 때 더욱 중요하다.

(2) 소변

몸의 바탕은 물이므로 물의 상태가 무엇보다 중요하다. 물은 주로 소변으로 조절한다. 따라서 물의 상태를 관찰하는 자료로 소변의 양과 질과 횟수를 이용할 수 있다. 또한 혈액과 임파액의 상태도 추정할 수 있다. 소변은 신장과 방광을 통하여 나온다. 따라서 신장과 방광의 상태를 알게 해 준다.

특히 열병을 앓고 있을 때는 체액의 양이 중요하다. 인체는 체액을 이용하여 열을 내리기 때문이다. 이 체액이 적당하다면 체온 조절은 가능하다. 그러므로 체온이 높을 때는 미네랄이 충분하게 들어있는 수분을 조금씩 지속적으로 섭취하여 탈수를 예방하고, 만약 탈수가 오면 빨리 수액을 보충해야 한다. 열이 있을 때는 체액량을 대변하는 소변량의 변화를 관찰하는 것이 중요하다. 소변량이 줄어드는 것은 체액량이 부족하다는 것을 의미할 수 있기 때문이다.

소변이 잘 나오지 않으면서 부종이 오거나 비정상적인 땀을 흘리는 경우에는 소변의 배출을 촉진해야 한다.

소변은 수용성 대사 노폐물을 배출시켜 준다.

(3) 피부

피부로의 배출은 땀과 피지다. 피부를 통한 배출을 촉진하기 위해서 족욕, 반신욕, 사우나, 찜질을 이용한다.

땀의 배출은 체온 조절의 중심이다. 땀은 몸의 체액 조절이나 온도 조절을 위한 응급조치로 나타나는 현상이다. 보통 피부를 통한 수분의 배출은 눈에 보이지 않는 수증기의 형태로 배출된다. 이것이 정상이다. 정상적인 수분 배출은 눈에 보이지 않아야 한다. 물의 모양으로 나가는 것은 소변을 통해서만 나가야 한다. 만약 체액이 땀으로 자꾸 나가면, 소변량이 줄어들어 소변을 통한 독소의 배출에 문제가 발생할 수 있다. 반대로 소변 배출에 문제가 있어도 비정상적이 땀이 날 수 있다. 수분정체가 늘어날 수 있기 때문이다.

체온이 올랐을 때 땀이 나지 않는 것도 문제이고, 체온이 오르지 않앉을 때 땀이 나는 것도 문제다. 체온이 올랐을 때, 땀이 나지 않는 것은 체액의 부족이므로 수분을 보충해 주어야 하고, 체온이 오르지 않았을 때 땀이 나는 것은 체액이 과잉되었거나 순환 장애가 있거나 체온이 낮을 때 나타나는 현상이므로 수분을 배출시켜야 한다. 이때 반신욕과 사우나 찜질을 이용할 수 있다. 족욕과 반신욕은 혈액 순환을 촉진하는 의미가 강하고, 사우나와 찜질은 수분 배출과 체온을 상승시키는 의미가 강하다.

현대인들은 해독을 위하여 사우나와 찜질방에서 땀을 뺀다. 피부를 통한 배출을 촉진하는 것이다. 배출되는 것은 수독이다. 수독은 독소로 작용하는 물이란 의미도 있지만, 수용성 독소라는 의미도 포함한다. 또한 땀은 휘발성 독소도 배출한다. 붓거나 몸이 무겁고 날이 궂으면 기운이 빠지면서 우울해지고 관절에 통증이 나타나는 경우에는, 몸에 수분이 정체되었을 가능성이 크다. 이때에는 사우나나 찜질방에서 갈증이 나지 않는 범위에서 땀을 내면 좋다.

체온을 1도 올리면 면역력이 4~5배 올라간다. 적극적으로 체온을 올릴 때는 찜질방을 이용하는 것을 생각해 볼 수 있다. 체온을 올릴 때는 고온 방보다는 체온과 많이 차이 나지 않는 중온 방 정도에서 오래 하는 것이 좋다. 속열이 높아지는 것을 중심으로, 몸 전체에 열을 전하려면 오래 있어야 하는데, 너무 고온이면 오래 하기 어렵기 때문이다. 중온 정도에서 오래 하여 속열이 높아지고, 높아진 속열이 온몸으로 퍼지고 그 결과로 땀이 나는 것이 좋은 것이다.

또한 음식 섭취나 의복이나 환경을 가능한 한 따뜻하게 관리해야 한다. 체외로 방출하는 열을 줄여 체온을 높여 주는 것이다. 반대로 체온을 떨어뜨리는 것을 금한다. 찬 것을 먹거나 마시지 않고, 몸을 차갑게 하지도 않는 것이다. 특히 냉수와 얼음은 장을 차갑게 하고 뭉치게 하여 제일 해롭다.

장을 따뜻하게 하는 것은 무엇보다 중요하다. 장의 건강은 인체 건강의 시작이기 때문이다. 장의 건강을 해치는 것이 냉수와 얼음이다. 현대인들에게 냉장고가 주는 이로움만큼이나 건강에 미치는 해로움이 심각해진 지 오래되었다. 하지만 냉장고가 일으키는 건강의 문제는 언급되지도 않고 따라서 개선도 이루어지지 못하고 있다. 냉장고의 피해를 줄이려면 우선 질병에 걸렸을 때만이라도, 냉수와 얼음의 섭취를 금하는 것이 좋다. 물은 본래 몸을 차게 하는 성질이 있다. 그런 물을 차게 만들어 섭취한다면, 몸을 더욱 차게 만들 것이다. 더욱이 많은 양의 물을 한번에 먹으면 장에 이르는 속도가 빨라서 장을 차게 만드는 주범이 된다. 따뜻함은 생명이고 찬 것은 죽음이다. 부드러움은 건강이고 뭉치는 것은 질병이다. 따라서 물은 될 수 있으면 상온의 온도로 마시고 가능하면 장의 온도인 40도 정도에서 마시면 좋다. 마시는 물의 온도가 장의 온도보다 높아야 장을 차지 않게 한다.

(4) 호흡

호흡은 휘발성 독소를 배출한다. 배출력을 높이기 위해서는 내쉬는 숨을 더 길게 하면서 깊고 느리게 호흡한다. 또한 한 호흡이 끝나고 몇 초간 쉬어 준다.

(5) 생일체질 배려

소변은 우리 몸 안에서 대사된 것을 빼내는 역할을 하고 대변은 몸 안에 들어가기 전에 미리 빼내는 역할을 한다. 또한 소변은 수용성 노폐물을 빼내는 역할을 하고 대변은 지용성 노폐물을 빼내는 역할을 한다. 무력 체질과 열 체질은 수분의 질을 관리하는 것이 중요하고, 건조 체질과 냉 체질은 영양인 지방의 질을 관리하는 것이 중요하다. 따라서 무력 체질, 열 체질은 소변으로 배설하여 해독력을 높이는 것이 우선이고, 건조 체질, 냉 체질은 대변으로 배설하여 해독력을 높이는 것이 우선이다. 또한 소변은 배설 시에 에너지 소모가 적고 대변은 배설 시에 에너지 소모가 많다. 그런 이유로 대변을 여러 번 보면 기운이 빠지지만, 소변을 여러 번 보는 것은 기운이 빠지지 않는다. 따라서 에너지가 부족해지기 쉬운 무력 체질과 열 체질은 주로 소변으로 배설하여 해독력을 높이는 것이 우선이고, 에너지가 부족하지 않은 건조 체질과 냉 체질은 대변으로 배설하여 해독력을 높이는 것을 우선으로 한다.

무력 체질과 열 체질은 똑같이 족욕과 반신욕이 좋다. 특히 열 체질은 족욕이 좋고 무력 체질은 반신욕이 좋다. 건조 체질과 냉 체질은 똑같이 사우나 찜질이 좋다. 특히 냉 체질은 땀이 많이 나는 것이 좋을 수 있으므로, 땀이 물처럼 배출되어도 된다.

열 체질은 대사가 빨라서, 빨리 흡수하고 빨리 발산한다. 냉 체질은 대사가 느려서, 늦게 흡수하고 늦게 발산한다. 따라서 열 체질은 잘 나가는 발산력이 좋으므로 해독에 내쉬는 숨을 이용하고, 냉 체질은 흡수가 늦어 독소가 유입되기 전에 대변으로 제거하기 쉬우므로 해독에 대변 배설을 이용한다.

이상으로 생명 징후와 관련된 생활 습관인 호흡, 소화, 수면, 배설에 대하여 알아보았다.

5. 활동 습관

(1) 적당히 활동한다

활동은 적어도 문제고 많아도 문제다. 적으면 순환 장애, 조절 장애, 수면 장애 등을 유발할 수 있고, 많으면 피로와 통증 질환을 유발할 수 있다. 인체는 들어오는 에너지양과 나가는 에너지양의 균형을 이루어야 한다. 정신적인 에너지 소모량과 신체적 에너지 소모량의 합

생일체질로 면역력과 건강의 힘 키우기

이 들어오는 에너지양보다 많은 상태라면, 더 이상의 에너지 소비는 좋을 수가 없다. 에너지가 부족한 상태에서의 에너지 소비는 상황을 더욱 악화시킬 수 있다.

들어오는 에너지의 양이 부족해서 피곤하고 지칠 때는 무엇보다 휴식이 필요하다. 정신적·육체적으로 휴식을 취하여, 에너지의 소비를 최대한 줄여야 한다. 만약 이런 상황에서 운동한다면 더욱 에너지가 부족해져, 몸의 상태가 악화할 것이다. 운동은 들어온 에너지가 남아 잉여 영양으로 축적되려 할 때 그 영양을 소비시켜 축적을 막아 주고, 들어오는 에너지양과 나가는 에너지양의 균형을 맞춰 주는 역할을 수행할 때 우리 몸에 유익할 것이다. 또한 순환 장애가 있어서 기혈이 온몸에 골고루 퍼지지 못할 때 운동이 좋다.

여기에서 노동의 의미를 살펴보겠다. 활동량이 나의 능력을 넘어서지 않으면 운동이고, 활동량이 나의 능력을 넘어서면 노동이 되는 것이다. 또한 운동은 고른 신체의 활동이고 노동은 일부분만 사용하는 단순 활동이다. 또한 활동량이 나의 기능 발현에 도움이 주는 정도면 운동이고, 기능 발현을 방해하는 정도면 노동이 된다. 그래서 운동을 한다고 해도 과하면 노동이 되어 몸을 상하게 하고, 노동한다고 해도 무리가 되지 않으면 운동이 되어 몸을 건강하게 하는 바탕이 될 수 있다.

요즘 운동이 열풍이다. 하지만 무조건적인 운동은 하지 않는 편이 좋다. 다시 말해서 운동만을 위한 운동, 운동을 가장한 노동을 하지 말라는 것이다. 영양 과잉이거나 순환 장애를 가지고 있을 때는 필요하지만, 영양이 부족할 때는 독이 될 수 있다. 운동이 근육의 활동력을 키워줘 인체를 건강하게 해 줄 수도 있지만, 영양이 부족할 때는 어떠한 활동도 모두 노동이 되며, 인체에 무리를 줄 수 있다.

운동이 치료를 방해하고 재발시키는 경우가 치료현장에서 종종 일어난다. '운동은 만병통치'라고 생각하고 '운동이 도움을 주겠지'라는 막연한 기대감으로, 안정과 휴식을 무시하며 운동으로 병을 고치려하기 때문이다.

질병을 앓고 있을 때는 대부분 에너지가 부족한 상태다. 운동하면 치료 에너지로 써야 할 에너지를 운동 에너지로 낭비하게 된다. 다시한 번 강조하지만, 병이 나면 우리는 안정을 취해야 한다. 안정이란 활동을 줄이는 것이다. 활동하면 할수록 몸을 회복시키는 힘이 줄어들기 때문이다.

운동은 그냥 즐기는 것이 좋다. 내키면 하고 안 내키면 쉬어야 한다. 음식을 먹는 것과 똑같다. 먹고 싶으면 먹고, 먹고 싶지 않으면 먹지 않아야 한다. 먹기 싫은데 억지로 먹으면 급체할 수 있고 과식까지 하게 되면 더욱 고생할 수 있다. 이처럼 운동도 우리 몸을 병들게 만들수 있다.

(2) 척추를 바로 하고 바른 걸음을 걷는다

근골격계를 풀어 주는 방법은 두 가지다. 누워 있는 것과 척추를 바로 하고 바른 걸음으로 걷는 것이다. 따라서 시간이 나는 대로 척추를 바로 하고 바른 걸음을 걸어, 혈액 순환을 촉진하고 근육을 풀어 주고 근력을 강화해 주는 것이 좋다.

우리가 활동하거나 운동을 할 때, 전신의 근육들은 서로 조화를 이루어 직립에 맞는 균형을 이루고 있다. 균형이 깨지게 되면, 그 깨진 균형을 바로잡기 위해 일부분의 근육 활동이 과도해지게 되고, 결국 그 근육을 뭉치게 한다. 뭉치면 통증이 발생한다. 뭉친 근육을 풀어 주기 위해서는, 다시 균형을 회복시켜야 한다. 근육의 뭉침을 바로잡는 것도 중요하지만, 균형의 중심인 골반과 척추를 바로잡는 것은 더욱 중요하다. 골반과 척추를 바로잡으면, 이차적으로 근육의 균형은 회복되기 때문이다. 물론 그와 반대로 뭉친 근육 자체를 풀어 주어도 골반과 척추가 바로 잡힌다. 뼈와 근육은 항상 같이 움직이기 때문이다.

한의학에서 뭉친 근육을 풀어 주고 골반과 척추를 바로잡아 주는 것은 추나요법이다. 추나요법이라고 하면 근육을 풀어 주거나 척추를 바로잡아 주거나 목의 통증이나 요통 등의 척추 질환을 치료해 주는 것으로만 알지만, 실제로는 내과적인 질환을 비롯하여 모든 질병의 치료에 이용할 수 있는 기술이다. 누구나 알다시피 혈액 신경 임파의 기능이 원활하지 않으면 질병이 발생하고 그러한 혈액 신경 임파의 기능을 원활하게 해 주면 질병은 치료된다. 추나요법은 척추를 바로 잡아 주고 뭉친 근육을 풀어 주고 혈액 신경 임파의 기능을 촉진해 준다. 따라서 모든 질병 치료에 이용할 수 있다.

뭉친 근육을 풀어 주고 척추를 바로잡아 주는 것은 두 가지로 작용한다. 첫째는 근육 속과 주변에 위치하는 혈액과 신경과 임파의 흐름이 뭉친 근육에 의해 방해받는 것을 제거해 주는 것이고, 둘째는 척추강 속에 위치하는 중추 신경계(뇌와 전신이 소통)의 기능이 틀어진 척추에 의해서 방해받는 것을 제거하는 것이다.

추나요법에서 척추를 바로잡아 주는 방법은 주로 두 가지로 요약된다. 첫째는 척추의 위쪽을 우선으로 하여 척추 전체를 바로잡아 주는 방법이다. 먼저 경추와 턱관절을 바로잡아 주는 방법으로, 턱관절을 바로잡아 주면 경추가 바로잡아지고 요추와 골반이 따라서 바로잡아지는 방법이다. 둘째는 먼저 고관절을 바로잡아 주는 방법으로, 고관절을 바로잡아 골반을 바로잡고 척추를 바로 세우는 방법이다.

혈액 순환을 촉진하기 위해서 운동을 한다. 이때 운동의 강도와 양만을 생각하는 경향이 있다. 혈액 임파의 순환을 촉진하고 신경의 소통을 원활하게 하려고 운동을 한다면, 척추의 바로 섬을 배려하면서 운동을 하는 것이 좋다. 운동하는 순간마다 '자세를 바로잡고 있나?'를 항상 생각하는 것이다. 만약 척추가 바르지 못한 상태라면, 먼저 척추를 바로잡아 주어야 한다. 또한 척추가 바르지 못한 상태에서 병을 앓는다면, 척추를 바로잡아 주는 것이 치료의 첫걸음이 될 수 있다.

척추를 바로잡아 주는 간단한 방법은 턱을 뒤로 당기고 목을 세우고 십일(11)자로 발을 나란히 놓은 상태에서 엉덩이에 힘을 주어 허리와 등을 바로 세우고 무릎이 부딪힐 정도로 가깝게 하면서 걷는 것이다.

(3) 전신의 건강 상태를 배려한다

근골격계 질환과 내과 질환을 별개의 질환으로 아는 경우가 많다. 하지만 근골격계가 건강해지려면 모든 내과적인 대사의 도움을 받아야 한다.

예를 들어, 연골의 마찰을 줄여 퇴행 변화를 개선하려면, 관절 안에서 땀처럼 분비되는 윤활액이 잘 분비되어야 하고 관절 주위의 근육이 튼튼하여 관절을 보호해 주어야 한다. 이러한 기능은 전신의 건강 상태와 관련이 깊다. 영양 기능과 순환 기능과 면역 기능 등이 모두 작용하여 이루어지는 것이므로, 전체적인 몸의 건강 상태와 밀접한 관계가 있는 것이다.

한의학적으로 보면 무엇 하나 따로 떼어 놓고 건강을 말할 수가 없다.

(4) 생일체질 배려

활동과 운동은 에너지를 소비하고 열이 발생하는 과정이다. 따라서 에너지가 부족한 체질과 열이 많은 체질은 활동과 운동을 적게 해야 하고, 에너지가 부족하지 않고 열이 부족한 체질은 활동과 운동을 많이 하는 것이 좋다. 따라서 무력 체질과 열 체질은 활동과 운동을 적게 하여 안정을 취하는 것이 좋고, 건조 체질과 냉 체질은 활동과 운동을 많이 하여 체온을 높이고 순환을 촉진하는 것이 좋다. 활동과 운동은 냉 체질에 특히 좋다.

근골격계 질환을 살펴보면, 무력 체질은 근육의 에너지가 부족하여 관절이 꽉 물리지 못하고, 중력을 이겨내지 못하는 특성으로 관절에 문제가 발생한다. 또한 장이 약해서 발생하는 알레르기 질환이 관절에 문제를 일으킨다. 또한 무력 체질이 활동과 운동을 많이 하면 기운이 부족해져 불면증 등 여러 가지 문제가 일어날 수 있다.

열 체질은 열이 많은 체질로 활동과 운동을 많아지면 열로 인해 관절에 문제가 발생한다.

보통 무력 체질과 열 체질은 따뜻하므로, 통증보다는 저리고 마비되는 문제가 발생한다.

건조 체질은 근육에 혈이 부족하고 관절액의 분비 대사가 약하므로, 뻣뻣해진 근육이 관절에 문제를 일으킨다. 건조 체질은 혈액 순환과 분비 활동을 돕기 위해서 적당히 활동과 운동을 해야 한다.

냉 체질은 활동이나 운동이 제일 좋다. 발산을 촉진하고 순환을 촉진하고 수독을 배설하고 체온을 올려 주기 때문이다. 하지만 피로하거나 통증이 발생할 정도로 하는 것은 좋지 않다.

6. 명상 습관

명상은 모든 정신적인 문제를 해결하는 기본이다. 따라서 정신적인 문제가 원인인 질병을 치료할 때는 명상 습관을 기르는 것이 좋다. 또한 질병을 치료할 때 효과가 나타나지 않고 치료 기간이 길어질 경우에도 명상 습관을 기르는 것이 좋다. 질병이 잘 낫지 않을 때 자세히 살펴보면 수면 장애와 지속적인 스트레스를 지니고 있는 경우가 많기 때문이다. 마음이 병들면 몸이 병들고 마음이 낫지 않으면 몸도 낫지 않는 것이다. 마음을 치료하는 방법은 여러 가지가 있지만, 그중에서 근본은 명상이다.

결론적으로 말해서 한의학적 치료를 잘했는데도 효과가 없다면, 생활 관리를 함께해 주고, 생활 관리를 함께했는데도 효과가 없다면, 마음 치료를 함께해야 한다. 마음 치료의 첫 출발은 명상이다.

한의학에서 제일 중시한 건강 관리법도 마음의 수양이다. 병을 치료할 때나 건강을 관리할 때 수양을 강조하였다. 또한 평상 시 수양을 해 두면, 정신적 충격을 이겨내는 힘이 강해진다. 따라서 정신적 충격을 받을 때 그 충격의 강도가 줄어든다. 예를 들어 스트레스 강도가 100이라면 실제 받는 피해는 10 미만으로 줄일 수 있다. 스트레스를 받으면 신경 세포가 소비하는 에너지양이 크게 증가하여 많은 문제를 일으킨다. 이때 명상을 통해 마음을 안정시키고 신경 세포의 활동을 줄이면 문제의 발생을 막거나 줄일 수 있다.

명상에서 제일 중요한 것은 몸과 마음의 일치를 실현하는 것이다. 다시 말해서 쓸데없는 생각을 줄이는 것이다. 사람의 위대함과 위험함은 상상력에 있다. 상상이 다시 상상을 낳아 끝없는 상상을 펼칠 수 있다. 하지만 끝없는 상상 속에 빠져들면 몸의 한계를 벗어나게 되어 많은 문제가 발생하게 된다. 따라서 명상은 몸의 한계를 인식하고 과다한 상상 속에서 빠져나오는 것이다. 그 결과로 필요 없는 생각과 행동에서 벗어나고 필요한 생각과 행동만을 하여 건강을 지키고 삶의 효율을 높이는 것이다.

(1) 호흡 명상

필요 없는 생각을 줄이고 마음을 편안하게 하려고 호흡을 조절한다. 호흡을 조절하여 심장을 안정시키고 마음을 편안하게 해 주기 위해서다.

건강한 호흡법은 이미 설명하였다. 여기에서는 명상에 필요한 호흡법을 설명한다.

짜증이 나거나 화가 났을 때, 빠르게 풀어 주는 간단한 방법은 호흡을 천천히 하는 것이다. 마음을 안정시키려면 심장의 흥분을 줄여야 하고, 심장의 흥분을 줄이려면 심장 활동과 밀접하게 연결된 호흡을 이용한다. 바른 자세로 앉거나 누워 숨을 천천히 길게 쉬고, 내쉬었다가 들이쉴 때와 들이쉬었다가 내쉴 때는 숨을 잠시 중단한다. 코로 들이쉬고 코나 입으로 내쉰다. 공기가 나가고 들어오는 과정이나 또는 그러한 움직임을 집중하여 바라본다. 호흡으로 몸과 마음의 긴장을 풀어 주고 정신을 호흡에 집중함으로써 더 이상의 흥분을 차단하고 더 이상의 잡념이 사라진다. 몸과 마음이 점점 더 편안해진다.

⑵ 몸을 움직이는 명상

몸을 움직여 마음을 안정시키는 것이다. 사실 명상이라기보다는 명상의 효과를 얻는다는 뜻이 크다. 몸이 움직이면 마음은 안정되고, 몸이 안정되면 마음이 움직인다. 머리를 쓸 때는 몸이 가지런해지고, 몸을 쓸 때는 마음을 가지런해진다. 따라서 몸을 움직여 마음을 안정시키는 것이다. 일하거나 운동을 하거나 산책을 하거나 움직이는 활동은 다 해당한다. 특히 전신적인 스트레칭이나 운동은 혈액 순환을 촉진하고 장운동을 활성화해 스트레스를 완화해 준다. 다만 몸에 무리가 가지 않을 정도로만 하는 것이 좋다. 마음 편하자고 몸을 망치면 안 되기 때문이다.

또한 몸을 움직여 마음이 안정되면 가만히 자신의 마음을 살펴서 명상의 효과를 높인다.

⑶ 잠을 자는 명상

수면을 충분히 취하는 것도 명상의 효과가 있다. 충분한 수면이 마음을 안정시켜 주기 때문이다.

마음이 복잡할 때, 조금이라도 잠을 잘 수가 있다면, 만사 제치고 잠을 자야 한다. 정신적 상처나 스트레스는 수면을 통해 조절하고 제거하기 때문이다.

(4) 지혜를 이용하는 명상

처지 바꿔 생각하기, 나를 떠나 객관적으로 보기, 중간자의 위치에서 보기, 여러 가지 각도로 보기 등을 실천하면서 넓게 커진 마음으로 삶의 문제들을 대하는 것이다. 대하는 생각의 각도와 폭이 넓어지고 다양해지면서 문제는 저절로 줄어들거나 사라진다. 필자가 주로 이용하는 방법이다.

간단하게 설명하면 이 세상의 중심은 자기 자신이다. 세상의 모든 일은 자기의 관점에서 재해석된다. 같은 일이라도 보는 사람의 관점에 따라서 달라지는 것이다. 자신은 세상을 보는 창이 되는 것이다. 만약 자신이 이제까지 알고 있던 자신과 다르다는 사실을 알게 된다면, 세상을 바라보는 관점이 달라지고 다른 세상이 펼쳐질 것이다.

지혜를 이용하는 명상은 이제까지 알고 있던 자신을 다시 생각해 보는 것이다. 이제까지 알던 나와 지금의 나는 같은가? 생각이 깊어지면 다르다는 사실을 알게 된다. 나는 습관적으로 항상 똑같은 사람으로 알고 있지만, 몸도 바뀌고 마음도 항상 바뀌고 있다. 그것을 알게되면 세상에 대한 판단이 바뀌게 된다. 그 순간 이 세상은 저절로 다른 세상이 되는 것이다. 관점이 달라지기 때문이다. 따라서 마음의 많은 문제가 저절로 해결될 수 있다.

(5) 향기 요법, 식이 섬유 섭취, 취미 생활 명상

스트레스를 풀어 주는 향이 들어있는 차를 음미하며 마신다.

장을 자극해서 장운동을 활성화해 주는 섬유소가 많은 야채를 먹는다. 장의 활동이 늘어나서 부교감 신경을 자극하면 교감 신경의 긴장이 줄어든다.

취미 생활을 즐겨 마음을 안정시킨다. 취미라기보다는 즐거운 일을 하는 것이 핵심이다. 하고 싶은 일을 하는 것이 제일 좋은 방법이다. 작은 것부터 하나씩 충족하고 마음의 여유를 찾아가면 결국 마음은 안정될 것이다. 자신이 좋아하는 분야에 몰입하다 보면 어느새 스트레스가 줄어든다. 재미있게 하는 일은 날을 새며 하여도 피곤하지 않다고 한다. 피곤하겠지만 그 피곤을 이길 정도로 활력을 준다는 의미일 것이다. 재미있는 일을 하는 것은 몸에 활력을 주는 것이다. 사람은 욕망을 억제하는 일은 오래 할 수가 없으며, 결국 지게 되어 있다. 욕망을 억제하는 것은 너무나 어려운 일이다. 따라서 가능한 욕망을 충족하는 방법으로 문제를 풀어야 한다. 직접적으로 충족하면 좋겠지만, 여의치 않으면 우회적인 방법을 이용한다. 충족하기 쉬운 것부터 충족하는 방법도 있고, 본래의 욕망과 관련된 주변 것부터 충족시키는 방법도 있다. 보통의 경우 본래의 욕망이 충족되었거나 완전히 포기했다면 문제가 발생하지 않는다. 충족하고 싶지만 그럴 수 없으므로 문제가 오는 것이다. 따라서 우선 당장 충족시킬 수 없는 욕망은 미뤄 두는 것이 좋다. 충족될 수 없는 환경에서 충족시키려 무리한다면, 이룰 수도 없고 더욱 문제만 키울 뿐이다. 따라서 우선 하고 싶은 일을 하면서 마음의 여유를 기르고 환경이 조성되면, 그때 본래의 욕망을 충족하거나 아니면 완전히 잊는 것을 결정하는 것이 좋다.

(6) 생일체질 배려

정신적 스트레스는 엄청난 에너지를 낭비하게 한다. 따라서 스트레스가 많을수록 에너지가 부족해진다. 또한 스트레스는 심장을 흥분시켜, 심장을 약하게 만든다. 명상은 에너지의 소비를 줄이는 측면과 심장이 안정되는 측면이 있다. 따라서 에너지가 부족한 무력 체질과 심장이 잘 흥분되는 열 체질에게 특히 좋다.

생일체질에서 나타나는 심리적인 특성을 살펴보면, 무력 체질은 예민하고 스트레스를 잘 받고, 열 체질은 급하고 잘 흥분하고, 건조 체질은 우울하고 소심하고, 냉 체질은 두려움과 불안이 많다. 신경적인 문제가 발생하였다면, 기본적으로 신경을 안정시키고 심장을 강화시켜 주는 명상이 도움된다.

더 종합적으로 설명해 보면, 무력 체질과 열 체질은 충분한 수분 섭취, 명상, 복식 호흡을 많이 해야 하고, 건조 체질과 냉 체질은 찜질과 운동과 활동을 해야 한다. 수분은 열을 내리는 역할을 하고 명상과 복식 호흡도 신경과 체온을 안정시켜 준다. 따라서 상대적으로 열이 있는 무력 체질과 열 체질에 좋다.

찜질과 운동과 활동은 혈액 순환을 촉진해 긴장을 풀어 주고 신경성 독소를 배출시키므로 건조 체질과 냉 체질에 좋다. 특히 찜질은 열을 많이 올려 주므로, 냉 체질에 더욱 좋다.

7. 환경 관리

(1) 비누, 화장품, 세제, 섬유 유연제 등의 사용을 줄인다

어떤 피부과 의사가 "피부과 의사들이 먹고사는 것은 70%가 순전히 비누 때문이다."라고 말했다고 한다. 이처럼 비누, 화장품 등의 피해가 심각하고 세제, 섬유 유연제 등의 피해도 마찬가지다.

피부로 유입되는 환경 독소는 혈액으로 바로 침입하므로 간의 해독 과정을 거치지 않는다. 따라서 더욱 주의해야 한다. 해독 과정을 거치는 입을 통한 유입보다 100배나 더 큰 피해를 준다고 한다.

(2) 생일체질 배려

무력 체질과 열 체질은 지성일 가능성이 크다. 건조 체질과 열 체질은 건성일 가능성이 크다. 또한 무력 체질은 알레르기성이 많고, 열 체질은 염증성이 많고, 건조 체질과 냉 체질은 건조성이 많다. 따라서 무력 체질과 열 체질은 자극적인 것을 피하고, 건조 체질과 냉 체질은 세척력이 강하여 피부를 더욱 건조하게 하는 것을 피한다.

8. 체질 배려의 총정리

(1) 무력 체질과 열 체질은 칼로리를 적게, 건조 체질과 냉 체질은 칼로리를 적당하게 섭취한다

추운 지방에 사는 사람들은 고칼로리 음식을 먹는다. 추운 환경에서 체온을 일정하게 유지하기 위해서는 많은 열량이 필요하다. 에너지의 발생도 많아야 하고, 피하 지방의 축적도 많아야 한다.

더운 지방에 사는 사람들은 저칼로리 음식을 먹는다. 더운 환경에서 체온을 일정하게 유지하기 위해서는 많은 열량이 필요 없다. 에너지의 발산이 상대적으로 어렵고, 피하 지방의 축적도 필요하지 않기 때문이다.

봄, 여름은 따뜻하다. 더운 지방에서 사는 환경과 같다. 가을, 겨울은 춥다. 추운 지방에서 사는 환경과 같다. 여름과 겨울은 날씨가 적정하지 않은 까닭에 열 대사의 문제가 잘 나타난다. 특히 열 체질이 고칼로리 식사를 많이 하면 얼굴이 붉어질 수 있다. 또한 변비가 있으면 열이 더욱 쌓여 가능성이 크다. 고칼로리 식사는 열을 많이 먹는 것과 같기 때문이다. 열 체질은 열이 많은데, 열을 많이 먹으니, 열이 더욱 많이 쌓이는 것이다. 따라서 열 체질은 많이 먹는 것만으로도 열 독이 올라 얼굴이 붉어질 수 있다.

무력 체질은 야채, 과일이 좋다. 또한 해초류와 물고기(회)가 좋다. 열 체질은 적극적으로 열을 내려 주어야 하므로, 수분을 많이 함유하고 있는 야채나 과일이 더욱 좋다. 또한 물고기(회)와 해초류가 좋다. 건조 체질은 견과류가 좋다. 또한 해산물이 좋다. 냉 체질은 열을 잘 생산하는 발효 식품과 육고기가 좋다.

(2) 무력 체질과 열 체질은 체온을 내리고 건조 체질과 냉 체질은 체온을 올려야 한다

무력 체질과 열 체질은 옷을 가볍고 통풍이 잘되고 시원하게 입고 실내 환경을 시원하게 관리하는 것이 좋다. 건조 체질과 냉 체질은 옷을 따뜻하게 입고 실내 환경을 따뜻하게 관리하는 것이 좋다.

(3) 무력 체질과 열 체질은 수분 보충을 충분히 하고 건조 체질과 냉 체질은 수분 정체를 풀어준다

수분 보충을 위한 제일 좋은 방법은 야채즙과 과일즙을 충분히 섭취하는 것이다. 수분 정체를 푸는 방법은 운동, 활동, 사우나, 찜질하는 것이다.

(4) 무력 체질과 열 체질은 차를 마시고 건조 체질과 냉 체질은 술을 적당량 마실 수 있다

차는 대부분 이뇨를 시켜주어 체온을 내려 주고 술은 혈액 순환을 촉진하여 몸을 따뜻하게 해준다.

만약 무력 체질과 열 체질이 술을 마신다면 과일주가 좋고 약한 술이나 차게 희석하여 먹는 것이 좋다. 건조 체질과 냉 체질은 곡주가 좋고 증류주가 좋다. 건조 체질과 냉 체질이 차를 마신다면 찬 성질의 차를 피하고 따뜻한 성질의 차를 마시는 것이 좋다.

(5) 무력 체질과 열 체질은 휴식과 안정과 수면을 취하고, 건조 체질과 냉 체질은 활동과 운동을 한다

(6) 무력 체질과 열 체질은 명상 체조 안마가 좋고, 건조 체질과 냉 체질은 활동 운동 찜질 사우나가 좋다

사우나(찜질방)와 안마에 대한 인기가 높다. 사우나는 열기에 의한 땀의 배출과 혈액 순환을 촉진한다. 따라서 건조 체질과 냉 체질에 좋다. 안마는 자신의 에너지는 사용하지 않으면서 외부의 물리적인 자극으로 혈액 순환을 촉진하고 마음을 편안하게 해 준다. 따라서 에너지가 부족한 무력 체질과 열이 많은 열 체질에 좋다.

한의학에서 열은 기운을 약하게 만든다고 한다. 열이 에너지를 소모하는 것이다. 그러므로 체온을 올려 주고 수분이 정체된 것을 풀어 주고 냉기를 배출시켜 주는 사우나(찜질)는 기운을 약하게 만든다. 따라서 에너지가 부족한 무력 체질이나 열이 많은 열 체질에는 좋지 않다. 반대로 건조 체질이나 냉 체질에는 좋다. 따라서 추운 북방 지역에서 발달하였다.

내가 움직이는 것이 아니라 다른 사람이 해 주는 안마는 나의 기운을 빼지 않으면서 운행력을 촉진시켜 주므로 피로가 풀리고 기운이 나는 효과가 있다. 따라서 안마는 더운 남방 지역에서 발달하였다.

기허한 무력 체질과 열 체질은 에너지가 부족하여 혈액 순환에 장애가 온다. 따라서 순환을 촉진할 때 에너지의 소모가 없는 방법을 이용하는 것이 좋다. 그러므로 에너지 소비가 많은 운동과 활동보다 에너지 소비가 적은 체조, 요가, 명상이 좋은 것이다.

건조 체질과 냉 체질은 혈액량이 부족하거나 냉기로 인하여 순환에 장애가 발생한다. 따라서 순환을 촉진할 때 체온을 올리고 땀을 흘리는 방법을 이용하는 것이 좋다. 그러므로 활동과 운동과 찜질과 사우나가 좋은 것이다.

chapter 04
치료법

질병의 치료를 설명하면서 치료에서 나타나는 생일체질의 특성을 함께 설명한다. 질병 치료를 설명한다는 의미도 있지만, 현장감 있게 체질적 특성을 설명하려는 것이다.

먼저 생일체질의 치료를 설명하기 전에 알아야 할 것이 있다. 생일체질의 질병 치료는 모든 질병을 대상으로 하지 않는다는 것이다. 결론적으로 체력과 면역력이 저하되어 발생한 질병을 체력과 면역력을 상승시키는 방법으로 치료할 때 가장 많이 이용한다. 몸이 약해지고 면역력이 떨어지는 원인은 여러 가지이지만, 그것을 회복시킬 때는 선천적으로 타고 난 취약점을 중심으로 보충해야 효과적이고, 선천적으로 타고 난 취약점을 보충하기 위해서는 생일체질을 이용하는 것이 제일 효율적이기 때문이다. 따라서 모든 질병을 생일체질을 이용하여 치료할 것으로 생각하는 것은 오해다. 생일체질을 이용하여 치료하는 것이 효율적일 때는 생일체질을 이용하고 다른 방법의 치료를 이용하는 것이 효율적일 때는 다른 방법을 이용한다.

따라서 생일체질 치료를 설명하기 전에 한의학적인 치료를 전체적으로 이해할 필요가 있다.

한의학적 치료는 크게 세 가지로 구분한다. 첫째는 대증 치료, 둘째는 해독 치료, 셋째는 보약 치료다.

대증 치료는 사람의 상태보다 증상의 안정이 더 중요할 때 이용하는 치료법이다. 일단 급한 증상부터 안정시켜야 할 때 이용하는 치료법이다. 일반적으로 면역 억제 치료에 해당되고 양의학에서 사용하는 대부분의 치료는 대증 치료에 해당된다고 볼 수 있다. 몸이 약해진 상태에서 발생하는 급한 증상을 치료할 때는 급병 치료와 함께 보약 치료를 이용한다. 급한 증상은 급병 치료를 이용하고 몸이 약해진 상태는 보약 치료를 이용하여, 급병 치료와 보약 치료를 병행하여 치료해 주는 것이다. 이때 급병 치료와 보약 치료의 병행은 동시에 시행할 수도 있고, 급병 치료를 먼저 시행하고 증상이 안정되면 다시 보약 치료를 시행하는 방법을 사용할 수도 있다. 독소가 많은 상태에서 발생하는 급한 증상을 치료할 때도 이와 같다. 대증 치료와 해독 치료를 병행하는 것이다. 정리해 보면 먼저 급한 증상을 안정시키고 그 후에 해독 치료나 보약 치료로 마무리하는 방법을 사용한다. 보약 치료는 생일체질을 이용하는 생일 보약 치료를 하고, 해독 치료는 생일 체질을 이용하는 생일 해독 치료를 하는 것이다.

해독 치료는 몸에 독소가 많아서 질병이 발생할 때 이용하는 치료법이다. 대부분 면역력이 충분할 때 이용한다. 왜냐하면, 독소가 많이 있어도 면역력이 약하면 면역 활동이 이루어지지 않으므로, 독소를 제거하는 것보다 면역 활동을 촉진하는 것이 더욱 효과적이기 때문이다. 면역 활동이 촉진되지 않은 상태에서는 독소가 제거되기도 어렵고 제거되더라도 바로 다시 축적될 것이기 때문이다. 또한 면역 활동이 약하면 증상들이 외부로 잘 나타나지 않으므로 독소가 많이 쌓였다는 것을 진단하기도 어렵고, 배설을 주로 이용하는 해독 치료는 약한 몸을 더욱 약하게 만들 가능성이 있으므로 해독 치료를 하기도 어렵다. 따라서 독소가 많이 있더라도 우선은 보약 치료를 하고 나서 면역력이 회복되면 해독 치료를 한다. 따라서 해독 치료는 면역 활동이 충분할 때 이용해야 한다. 면역력이 충분할 경우에는 독소만 제거해도 치료가 마무리되기 때문이다.

보약 치료는 면역력이 저하되어 치료 활동이 작동되지 않을 때 이용하는 치료법이다. 이때는 치료도 어렵지만, 진찰도 어렵다. 증상들이 외부로 잘 드러나지 않으므로 원인과 치료 점을 찾기가 어렵기 때문이다. 따라서 진찰할 때부터 생일체질의 도움이 필요하다. 무엇보다도 선천적으로 약한 부분을 위주로 보충시켜 주는 것이 필요한 경우이다. 면역력이 회복되면 원인과 치료 점을 찾기도 쉬워지고, 치료 효과도 높아진다. 따라서 보약 치료를 할 때는 선천적으로 약한 부분을 잘 찾도록 해 주는 생일체질을 적극적으로 이용한다. 생일체질은 부족한 부분을 강하게 보충해 줘야 하므로, 전문 영양물질인 보약을 주로 이용한다.

이렇듯 질병을 치료할 때는 생일체질을 이용하여 보약 치료를 할 때가 있고 해독 치료를 할 때가 있고 대증 치료를 할 때가 있다.

1. 환자의 태도

평소 질병이 발생하는 과정과 치료되는 과정을 이해하고, 체력을 유지하고, 의사를 잘 선택하고, 치료 후에도 건강을 관리한다.

(1) 예방에 힘쓴다

병을 예방하기 위해서는 병이 생겨나는 원인과 병이 발생하는 과정에 대해 아는 것이 중요하다. 그래야 병의 원인을 잘 파악하고 원인을 차단하여 미리 예방할 수 있고, 병이 발생하는 과정을 잘 알아 초기에 간단하게 치료할 수 있기 때문이다.

환자분들과 상담해 보면 대부분 병이 생기게 되는 원인과 과정에 대해 잘 모른다. 따라서 병을 예방하거나 조기에 치료하기 어려운 실정이다. 물론 지금의 이야기는 한의학적인 견해이다. 양의학적인 입장에서는 잘 알고 있는 분들이 많을 수 있다.

대부분 소화가 안 되고 더부룩하면 원인을 위염이라고 말하고, 저리고 아프면 원인을 혈액 순환 장애라고 말하고, 엉덩이와 다리가 아프면 원인을 디스크라고 한다. 현실이 이러하니 한의학적인 설명을 해 드리기 어렵다.

한의학적인 소견에서는 병의 원인을 이렇게 이해하지 않는다. 위염, 혈액 순환 장애, 디스크는 원인이라고 볼 수도 있겠지만, 정확히 표현하면 다른 병의 원인으로 작용할 수 있는 증상일 뿐이다. 다시 말해서 병의 진행과정 중에서 바로 전 단계의 증상이 다음 단계의 증상의 원인이 되므로 원인이라고 말하지만, 증상일 뿐이다.

예를 들어, 원인-증상-심한 증상(복잡한 증상)의 관계로 가정해 볼 때, 중간의 증상을 심한 증상의 원인이라고 말하는 것과 같다. 또한 깊이 생각해 보면, 한 증상이 다른 증상의 원인이라고 말할 수도 있겠지만, 어쩌면 동일한 원인에 의해 나타나는 다른 증상일 가능성도 크다.

이해를 돕기 위하여 한의학에서 말하는 병의 원인을 살펴보겠다.

한의학에서는 병의 원인을 크게 외감, 외상, 칠정상, 음식상, 노역상, 방노상 등으로 나누고 있다. 대부분 생활의 문제에서 질병이 시작된다. 따라서 병의 원인은 일상의 작은 흐트러짐에서 시작되는 경우가 많다. 큰 병일지라도 일상의 작은 흐트러짐부터 시작되는 경우가 많은 것이다. 이렇듯 작은 흐트러짐이 병의 원인임을 잘 이해하여야, 미리 예방하고 초기에 치료할 수 있다. 이렇게 하면 미리 큰 병의 발생을 막을 수가 있고, 힘들게 고생할 일도 없게 된다.

필자는 건강을 지키기 위한 첫걸음은 정신적 수양이라고 생각한다. 수양이 되면 몸의 작은 변화라도 알아차릴 수 있게 되어, 질병의 발생과정을 이해하는 힘도 생기고 초기에 바로잡을 힘이 생겨, 질병을 예방하거나 치료 효과를 높일 수 있는 능력을 개발할 수 있기 때문이다.

장의 천공으로 입원 치료를 한 환자분을 예로 들어 병의 원인을 찾아 들어가는 과정을 설명해 보겠다. 입원하던 날 등산할 때는 몸에 문제가 없었다. 하지만 이미 몇 가지 원인과 조건들을 가지고 있었다. 평소에 아침에 일어나 매일 찬 우유를 많이 마셨고 한 번씩 복통과 장염을 앓고 있었다. 그런 상태에서 무리한 출장을 자주 다녔고 며칠 전에는 설사병을 앓았다. 병이 발생한 날은 평소와 다르게 등산할 때 땀을 많이 흘렸고 산 정상에서는 추위를 느꼈다. 하산하면서 다시 땀을 많이 흘렸고 점심을 먹을 때는 외투를 벗어 서늘하게 하였고 식사 후에는 찬 음료수를 많이 마셨다. 몸이 좋지 않은 상태에서 부주의하게 행동한 것이다.

병의 원인을 살펴보면, 병은 건강을 과신하여 찬 우유를 아침마다 많이 마신 것에서 시작한다. 중간에 복통을 느꼈음에도 또다시 부주의한 행동들을 했다. 몇 번의 부주의가 겹치면서 큰 병에 걸리게 된 것이다. 이처럼 큰 병도 일상의 작은 부주의에서 시작된다. 따라서 처음에 조심했더라면 조금의 고생으로 끝났을 일이었다. 이 내용을 보고 별거 아니라고 생각할 수도 있겠지만, 아니다. 우유를 마시지 않았거나 무리를 하지 않았거나 등산을 하지 않았거나 찬 음료수를 마시지 않았다면 병이 발생하지 않았을 수도 있었고 간단하게 치료할 수도 있었을 것이다. 사소한 잘못들이 모여 참혹한 대형 사고를 만드는 것처럼, 작은 부주의가 모여 여러 번 증폭되면 큰 병으로 일시에 폭발하는 것이다.

병의 원인을 위염, 혈액 순환 장애, 디스크 등으로 이해해서는 병을 예방하거나 초기에 치료하는 능력이 생기지 않는다. 병의 원인을 생활 속의 작은 부주의에서 찾아낼 수 있어야 병을 예방하고 초기에 치료할 수 있는 능력을 기를 수 있다. 무언가 문제를 느꼈다면 깊이 반성해 보고 잘못된 생활을 바꿔서 문제가 심해지는 것을 막아 질병의 발생을 막거나 혹 발생하더라도 작은 불편함으로 끝날 수 있도록 일상을 관리하는 힘이 있어야 한다.

회식으로 과식했으면 음식을 굶어 보거나 적게 먹고, 철야 근무를 했으면 잠을 많이 푹 자고, 기분 나쁜 일이 있었다면 즐거운 일을 해 보고, 힘들게 일했다면 푹 쉬어 주는 노력을 해 보는 것이다.

(2) 치료 과정을 이해

질병을 잘 치료하기 위해서는 치료 과정을 잘 이해해야 한다. 특히 심하고 어려운 질병일수록 그 이해가 더욱 중요하다. 질병이 발생하고 시간이 지나면 주요 증상이 바뀌거나 여러 가지 증상을 동반하면서 심해진다. 따라서 오래되고 심한 질병일수록 증상이 복잡해지는 것이다.

중요한 것은 나을 때도 이와 같은 과정을 겪는다는 것이다. 질병이 발생하는 과정을 역으로 겪으면서 치료된다. 따라서 질병이 치료되는 과정에서 이미 없어졌던 불편한 증상들이 다시 나타날 수 있다. 없어졌던 증상들이 나타나는 것만을 본다면, 질병이 낫는 것이 아니라 오히려 심해지는 것처럼 보이거나 질병이 더 늘어난 것처럼 보일 수 있다.

이때 명심해야 할 것은 그러한 증상들을 하나씩 치료하면서 건강을 회복해야 근본 치료를 마무리 지을 수 있다는 것이다. 최초의 건강한 상태를 회복하려면 질병이 나타나는 과정에서 발생한 모든 증상을 제거해야 하기 때문이다. 다시 말해서 우선 당장 급한 곳만 치료하는 것이 아니라, 병든 모든 곳을 치료해야 한다. 다만 치료 과정에서 불편한 증상들이 심하게 나타난다면 중심 증상을 집중적으로 치료하는 것을 피하고 가벼운 주변 증상부터 치료하여 건강이 어느 정도 회복하였을 때 중심 증상을 다시 집중적으로 치료하는 방법으로 치료할 수 있다. 주변 증상부터 치료하면 불편 증상을 최소화하면서 치료할 수 있기 때문이다.

(3) 기초 체력을 강화

평상시에 기초 체력을 유지해야 한다. 기초 체력을 기르는 방법은 다음과 같다.

㉮ 기후에 적응한다

양이 많은 계절에는 야외 활동을 늘려 몸 안에 양기를 길러야 하고, 음이 많은 계절에는 적절하게 야외 활동을 하여 몸 안에 음기를 길러야 한다. 따라서 그때마다 자연이 주는 모든 에너지를 일단 받아들일 필요가 있다. 봄에는 온기를 받아들이고, 여름에는 열기를 받아들이고, 가을에는 서늘한 기운을 받아들이고, 겨울에는 냉기를 받아들이는 것이다. 그것을 받아들여, 내 몸 안의 정상적인 온기와 열기와 서늘한 기운과 냉기를 기르는 것이다. 이렇게 할 때, 기초 체력이 좋아지고 면역력이 높아진다. 따라서 질병을 이기는 힘이 강해지게 된다.

㉯ 여유를 가진다

가벼운 증상이라면 일단 기다려 보는 여유를 가진다. 우리가 겪게 되는 불편한 증상들은 몸을 회복시키거나 몸을 보호하기 위한 과정에서도 나타날 때가 많다.

일시적인 원인으로 어떤 문제가 발생하고 그 문제를 자연 치유력이 해결하는 과정에서 불편한 증상들이 나타나는 경우가 많은 것이다. 따라서 가벼운 질병은 자연 치유력을 믿고 기다리는 여유를 가지는 것이 좋다. 만약 성급하게 대처하면, 오히려 치유 활동이 방해를 받아서 문제가 더 커질 수도 있고, 치유력이 약해지는 계기가 될 수도 있다.

⑷ 의사와의 소통과 믿음

한의사를 선택했다면 일단 믿어야 한다. 주 치료법인 한약과 생활 관리, 자연 요법의 장점도 믿어야 한다.

병이 났을 때, 의사를 선택하기 전까지는 의사를 의심의 눈초리로 볼 수도 있다. 하지만 일단 선택했다면, 믿고 따라야 한다. 의사를 믿고 따를 때, 치료 효과가 높아지기 때문이다. 부정보다는 긍정이 좋은 결과를 가져오고, 불신보다는 믿음에서 좋은 결과가 만들어진다.

의사의 입장에서도 긍정적이고 믿어 주는 환자를 만날 때, 모든 능력을 발휘하여 최고의 치료를 제공할 수 있다. 환자가 부정적이면 의욕이 꺾일 수 있고 환자가 불신하면 주눅이 들게 된다. '환자가 오해하지 않을까?', '정말 따라 줄까?', '믿어 줄까?' 등 불안한 마음 때문에 있던 실력도 발휘하지 못하는 것이다.

의사를 선택하기 전에는 어떤 마음을 가져도 무방하지만, 일단 선택했다면 믿어 줘야 의사도 최고의 진료를 할 수 있다. 환자와 의사의 교감과 협조 속에서 이루어져야 진정한 치료가 이루어질 수 있다. 또한 긍정적인 마음은 면역력을 상승시켜 더욱 치료에 도움을 준다.

환자의 의심과 불신과 오해는 여러 가지 이유로 치료에 문제를 일으킨다. 치료될 병도 치료하지 못하게 만드는 것이다. 그중에서 중요한 것이 명현 반응이다. 질병이 심하고 복잡할수록 치료 과정에서 명현 반응이 나타난다. 명현 반응은 몸이 좋아지는 과정에서 나타나는 불편한 증상을 의미한다. 몸은 좋아지지만 불편한 증상이 나타나니 나빠지는 것으로 오해하여 치료를 중단하는 경우가 많다. 하지만 이것을 넘어서야 치료의 목적을 달성할 수 있다. 넘어서지 못하면 치료할 수 없게 된다. 명현 반응을 넘어서서 치료를 마무리시킬 수 있는 능력은 환자와 의사의 신뢰에서 생겨난다.

(5) 회복기의 주의

질병에서 벗어나는 회복기에는 올바른 생활 관리에 더욱 힘써야 한다. 치료를 마무리하기 위해서는 회복되는 활동력을 어떻게 사용하느냐가 너무나 중요하기 때문이다. 치료를 마무리하는 쪽으로 활동력을 사용하는 경우도 있고, 치료에 방해되는 쪽으로 활동력을 사용하는 경우도 있기 때문이다. 당연히 치료에 힘을 보태야 한다.

질병에 걸린다는 것은 이전의 삶의 방식과 마음가짐에 문제가 있었기 때문이다. 질병에 걸렸을 때는 지난 일을 반성하고 문제점을 고치더라도 회복기에 접어들면 그렇지 않은 경우가 많다. 병의 원인이 되었던 잘못된 생활 방식을 다시 반복하는 것이다. 하지만 치료를 처음 시작할 때의 마음을 잃지 않아야 한다. 조금씩 나아지는 체력을, 더욱 건강을 회복하는 데 이용해야 한다. 쉽게 말해 건강에 재투자해야 한다.

예를 들어 건강을 위해 몸을 편안히 쉬고, 음식을 적게 먹고, 몸을 따뜻하게 하고, 마음을 편안하게 갖고, 일찍 잠자리에 들고, 세상사 관심을 끊는 것이다. 건강이 완전히 회복될 때까지 지속하고 치료가 마무리된 후에, 다시 조심스럽게 운동을 하고 음식을 조금씩 늘리고 더욱 건강해지는 활동에 투자하는 것이다. 조금 나아진 체력을 건강에 투자하지 않고 자신의 욕심이나 욕망에 다시 투자하려 한다면, 병은 치료되지 않고 더욱더 깊어질 것이고 돌이키기 어렵게 될 것이다.

2. 생일체질 치료의 특성

생일체질을 이용한 질병 치료의 특성에 대하여 알아본다.

(1) 체질 차이를 배려

생일체질을 이용하여 치료할 때, 주의할 점이 있다. 보통 체질이 다르다고 하면 아주 다른 사람인 것처럼 생각하는 경향이 많다. 하지만 사람이라는 같은 체질 안에서 약간의 다른 체질적 차이가 존재한다고 이해하는 것이 좋다.

체온만 보더라도 열 체질 냉 체질이라고 해서 마치 뜨거운 사람과 아주 다른 찬 사람이 있는 것 같이 느껴질 수도 있지만, 실제로는 체온의 차이가 별로 없다. 다시 말해서 체질적으로 나타나는 체온의 차이는, 정상 체온 내에서의 차이이다. 하지만 이 약간의 차이가 의학적으로 많은 의미가 있고, 그 차이를 배려하는 것만으로도 큰 효과가 있다. 질병 발생과 치료에 있어서 중심이 되는 자신만의 독특한 특성이기 때문이다. 일반적인 치료보다 질병의 원인이 되는 핵심적인 차이를 줄이는 것이 더욱 중요하고 효과적이다.

(2) 기혈 치료가 바탕

사람은 기혈로 이루어지고, 한열로 활동한다. 급할 때는 한열을 먼저 치료하고, 다음으로 기혈을 치료한다. 급하지 않을 때는 기혈을 보충하면서 한열을 바로잡는다. 급하면 한열이 기준이 되고 급하지 않으면 기혈이 기준이 된다.

생일체질은 만성병과 허증에 주로 이용한다. 허증은 작용보다는 바탕이 부족해서 발생한다. 따라서 생일체질 치료는 인체의 바탕을 이루는 기혈을 먼저 조화롭게 하고, 그 바탕 위에서 한열의 활동을 바로잡는다. 한열의 문제가 심하지 않은 경우에는 기혈을 바로잡는 것만으로도 한열이 바로잡히는 경우가 많다.

(3) 체형을 참고

한의학에서는 사람의 체형과 피부색을 진찰에 이용한다. 따라서 생일체질도 사람의 체형인 흑수인(검고 마른 사람)과 비백인(통통하고 흰 사람)을 치료에 참고한다.

비백인은 기운이 없고 담음이 많은 체형이며, 흑수인은 혈이 부족하고 화가 많은 체형이다.

비백인은 기운이 없으니 무력 체질과 관련지을 수 있으며, 흑수인은 혈이 부족하니 건조 체질과 관련지을 수 있다. 또한 비백인은 담음이 많으니, 수습이 정체한 것이다. 따라서 냉 체질과 관련지을 수 있다. 흑수인은 화가 많으니 열 체질과 관련지을 수 있다.

또한 하얀 피부는 기허, 검은 피부는 혈허, 비만 체형은 기허, 마른 체형은 혈허와 관련지을 수도 있다.

피부색은 변하기 어렵고 체형의 변화는 상대적으로 쉽다. 그러므로 체형보다 피부색이 우선이다. 피부색이 희면 먼저 기허 체질이고, 피부색이 검으면 먼저 혈허 체질이다.

3. 생일체질 치료의 우수성

(1) 원인과 치료 점을 잘 파악

생일체질을 이용하면 질병의 원인과 치료 점을 쉽게 찾을 수 있다. 많은 증상이 복잡하게 합쳐져 발생하는 경우는 원인을 찾아내기도 어렵고, 치료 점을 찾아내기도 어렵다. 증상을 위주로 진찰하게 되면, 점점 더 복잡해지고 어려워지는 경우가 많다. 치료 점을 찾아내기가 너무 어려운 것이다. 이럴 때 원인을 찾으면 증상들이 간단하게 분류되고 치료 점을 찾기가 쉬워진다.

예를 들어 식사 관리를 잘 하지 않으면, 머리가 아프고, 입이 쓰고, 음식을 먹기 싫고, 더부룩하고, 배가 아프고, 설사가 나고, 열이 나고, 잠을 못 자겠고, 얼굴이 붓고, 기운이 없고, 팔다리가 무겁고, 눕고만 싶고, 두드러기가 난다. 증상의 관점에서 보면 다 다른 증상들이지만 원인의 관점에서 보면 음식상이라는 하나의 원인으로 통합될 수 있다. 따라서 증상들을 위주로 병을 이해하려고 하면 너무나 어렵지만, 원인을 알면 간단해지는 것이다. 만약 증상을 위주로 치료하면, 두통약, 식욕 촉진약, 소화제, 지사제, 해열제, 수면제, 이뇨제, 각성제, 피부약 등을 모두 먹어야 할 것이다. 물론 이해를 돕기 위한 가설이지만 이러한 측면은 분명히 있다.

이렇듯, 한 가지 원인에서 많은 증상이 발생할 수 있고, 그 증상들이 이차적으로 또한 삼차적으로 증상들을 만들어낼 수 있다. 따라서 원인을 알지 못하면 진찰과 치료가 너무 어렵다. 만약 원인을 알게 되면, 같은 원인으로 발생한 증상들을 하나의 증상으로 분류할 수 있다. 따라서 판단이 쉬워지고 치료 점을 찾기가 쉬워진다.

생일체질을 이용하면 원인을 쉽게 찾을 수 있다. 따라서 치료 점도 쉽게 찾을 수 있다. 생일체질이 좋은 나침판과 지도의 역할을 해 주기 때문이다.

한의원에서 진찰할 때, 증상 위주가 아닌 원인이나 치료 점 위주로 설명하게 되면, 환자분들이 오해하는 경우가 많이 발생한다. 환자분은 10가지가 넘는 증상이 불편해서 내원하였지만, 알고 보면 한 가지로 통합되는 경우가 많기 때문이다. 간단하게 설명할 때, 무성의하다고 오해하지 말고 잘 이해하고 있는 것이라고 믿어 주시길 바란다.

(2) 난치병을 잘 치료

난치병은 오래되고 면역력이 약해져 증상이 복잡하고 원인을 찾기가 어렵다. 생일체질은 체질 진단이 잘 되므로 근본 원인을 찾기가 쉽다. 또한 체질을 중심으로 환자분의 상태를 잘 파악할 수 있으므로 과거력과 앞으로의 진행 과정을 쉽게 유추할 수 있다. 따라서 증상이 복잡하고 원인을 알기 어려운 난치병을 잘 치료할 수 있다.

생일체질을 이용하면 난치질환의 환자분이 내원하였을 때, 처음부터 원인을 파악하고 치료 전망을 설명할 힘을 길러 준다.

(3) 허약한 환자를 잘 치료

사람은 체질적으로 약하게 타고난 부분에서 시작하여 전체적으로 약해진다. 생일체질은 체질적으로 허약한 부분을 알게 해주므로, 효과적으로 약한 부분을 보충해 줄 수 있다. 따라서 허약한 환자를 잘 치료할 수 있다.

한의원 진료에서 허약증(면역력 저하)의 경우는 진찰과 치료가 어렵다. 여러 가지 원인과 증상이 복잡하게 얽혀 있고, 증상들이 숨어 있고 드러나지 않아, 해결의 실마리를 찾기가 어렵기 때문이다. 진단과 치료가 어려운 허약증을 치료할 때 생일체질을 이용하면 특히 좋다. 생일체질이 목표를 가르쳐 주는 나침판 같은 역할을 해 줄 수 있기 때문이다.

허증은 크게 기허, 혈허, 음허, 양허 네 가지로 구분된다. 기허는 에너지가 부족한 것이고, 혈허는 영양물질이 부족한 것이고, 양허는 열이 부족한 것이고, 음허는 열을 조절하는 능력이 부족한 것이다. 기허는 무력 체질과 관련이 깊고, 음허는 열 체질과 관련이 깊고, 혈허는 건조 체질과 관련이 깊고, 양허는 냉 체질과 관련이 깊다. 허증은 기허, 혈허, 음허, 양허로부터 시작하므로 생일체질을 이용하여 허약한 부분을 찾고, 에너지가 부족한 것은 기를 보충하고, 영양물질이 부족한 것은 혈을 보충하고, 열을 조절하는 능력이 부족한 것은 음을 보충하고, 열이 부족한 것은 양을 보충하여 치료한다.

(4) 근본 치료가 가능

생일체질을 이용하면 모든 한의학적인 치료와 체질적 특성을 함께 배려한 치료를 할 수 있다. 가능한 모든 치료법을 이용할 수 있다. 따라서 더욱 근본적인 문제의 해결이 가능하다.

또한 사람의 근본적인 생명 활동을 정상화시키는 치료를 중심으로 삼는다. 생명 활동의 근본은 '승강출입조화'다. 다시 말하면, '기혈출입수승화강'이고 '조화와 활동'이다. 이것을 구체적으로 말하면 '호흡, 소화, 배설, 수면, 활동'이다. 생일체질은 체질적 특성에 맞는 방법으로 승강출입조화를 조절하여 치료한다. 사람의 기본적인 생명 활동을 바로잡아 주는 방법으로 치료하는 것이다. 따라서 근본 치료를 잘 해준다.

(5) 면역력을 잘 보충

생일체질은 면역력을 극대화하는 치료법이다.

체질적인 취약점은 인체 대사를 방해하고 또한 면역 활동을 방해한다. 따라서 면역력이 약해진다. 생일체질을 이용하면 그 사람의 체질적인 취약점을 쉽게 알 수 있으므로, 효과적으로 보완할 수 있다. 따라서 인체 대사와 면역력을 효과적으로 회복시킬 수 있다.

(6) 오장을 잘 치료

오장의 치료가 쉽다. 생일체질적으로 약하게 타고 나는 장기가 정해지기 때문이다. 하지만 체질 진단의 과정과 같이 추정 진단, 예비 진단, 확인 과정을 거쳐야 한다. 따라서 실제로 그 장기가 약해져 있는

지를 파악하고 약한 것이 확인되면 장기의 기능을 도와주는 치료를
한다.

봄에는 비장이 약해지고, 여름은 폐장이 약해진다. 따라서 무력 체
질과 열 체질은 비장과 폐장이 약해질 가능성이 크다. 비장과 폐장은
기를 통제하니 비장과 폐장이 약해지면 기가 약해진다. 따라서 무력
체질과 열 체질은 기를 보충하여 비장과 폐장의 기능을 도와야 한다.

가을은 간이 약해지고, 겨울은 심장이 약해진다. 따라서 건조 체질
과 냉 체질은 간장과 심장이 약해질 가능성이 크다. 간장과 심장은 혈
을 통제하니 간장과 심장이 약해지면 혈이 약해진다. 따라서 건조 체
질과 냉 체질은 혈을 보충하여 간장과 심장의 기능을 도와야 한다.

장마철에는 신장이 약해진다. 따라서 습성 열 체질과 염증성 건조
체질은 신장이 약해질 가능성이 크다. 신장은 습기를 조절하니 신장
이 약해지면 습기가 발생한다. 따라서 습기를 조절하여 신장의 기능을
도와야 한다.

생일체질로 면역력과 건강의 힘 키우기

chapter 05

주요 질병 치료

한의학적인 치료는 급병에 이용하는 대증 치료와 독소를 제거하는 해독 치료와 체력을 보충하고 면역력을 높여 주는 보약 치료가 있다. 또한 생일체질은 체질적으로 약한 부분을 중심으로 영양물질을 보충하여 체력과 면역력을 상승시켜 주는 것에 장점이 있다. 따라서 전문 영양물질로 허약한 부분을 보충할 때 생일체질 치료를 이용한다. 또한 대증 치료와 해독 치료에도 생일체질이 필요한 경우가 많다. 면역력이 충분할 때는 증상과 독소만 제거하면 되겠지만, 체력과 면역력이 약한 경우에는 증상과 독소만 제거하는 것으로는 충분하지 않기 때문이다.

일반적으로 병은 약해진 몸과 병을 일으키는 원인이 함께 만들어낸다. 따라서 원인을 제거하는 것과 함께 약한 몸의 상태를 개선해 줄 때 더욱 효과적이다. 대증 치료와 해독 치료는 병을 일으키는 원인을 제거하는 것을 우선하는 치료다. 그런 이유로 몸의 상태를 고려하지 않는 경우가 많다. 따라서 증상은 개선되어도 몸의 상태는 오히려 나빠지는 경우가 발생할 가능성이 있다. 이럴 경우에 몸의 상태를 배려하여 부족한 부분을 보충하면서 치료하면 더욱 좋을 것이다. 따라서 생일체질 치료는 모든 질병 치료에 도움을 줄 수 있다.

실제 질병을 치료하는 과정에 대하여 예를 들어 살펴본다.

1. 감기

감기는 본래 가벼운 감염 질환이다. 물론 감염 질환이 아니면서도 감기처럼 나타나는 경우도 있다. 하지만 감기 원인의 대부분은 감염이다. 감염 질환은 평소 몸 상태에 의하여 두 가지 경로를 나눈다. 상한과 온병이다. 편의상 상한을 감기로 표현하고 온병을 독감으로 표현하겠다. 상한은 수독이 배출되고 체온이 올라야 잘 치료된다. 따라서 상한은 몸살감기와 비슷하다. 반면에 온병은 수분이 보충되어야 잘 치료된다. 따라서 온병은 고열감기와 비슷하다. 한의학적으로 감기는 보양 치료와 비슷하고, 독감은 보음 치료와 비슷하다. 따라서 보양과 보음의 병행 치료가 필요할 때가 있다.

인체는 수분으로 체온 조절을 한다. 수분을 보충하거나 배출하면서 조절하는 것이다. 따라서 열이 오르는 감기는, 냉기를 빼내기 위해서 발생하는 경우와 수분이 부족해서 발생하는 경우가 있다. 전자는 상한이고 후자는 온병이다.

무력 체질과 열 체질은 수액이 부족해서 오는 온병(독감, 열병)에 잘 걸리고, 건조 체질과 냉 체질은 냉기를 빼내는 과정에서 감기(상한)에 잘 걸린다. 따라서 무력 체질과 열 체질은 수액을 보충하면서 열을 내려 온병을 치료하고, 건조 체질과 냉 체질은 체온을 올려 냉기를 발산시켜 상한을 치료한다.

상한(감기)을 살펴보면, 상한은 건조 체질과 냉 체질에서 잘 나타난다. 상한은 피부를 열어야 열이 떨어진다. 이때에는 입이 마르지 않고 소변이 정상이다. 추위를 느끼는 증상이 함께 있다. 몸을 따뜻하게 해 주면 수분이 증발하면서 체온을 떨어뜨려 건강을 회복시켜 준다. 따라서 사우나와 찜질이 도움된다.

온병(독감)을 살펴보면, 온병은 무력 체질과 열 체질에 잘 나타난다. 온병은 체액이 보충되어야 열이 떨어진다. 입이 마르고 소변이 적어지고 잘 나오지 않는다. 추위를 느끼는 증상이 없다. 수분을 보충하고 흥분을 안정시켜, 열을 떨어뜨린다. 감기 초기부터 수분을 보충해 주는 야채즙이나 더덕즙, 배즙을 충분히 섭취해 주는 것이 좋다.

2. 통증

외상을 제외한 모든 통증은 몸의 기능과 관련이 있다. 노폐물이 쌓여서 발생하는 경우와 근육의 탄력이 떨어져 발생하는 경우다. 따라서 통증을 중심으로 치료하되, 함께 몸의 상태를 개선하는 것이 중요하다. 다시 말해서 몸의 상태를 개선하는 해독 치료나 보약 치료를 하면서 통증 부위를 집중적으로 치료할 때 효과가 좋다.

예를 들자면, 척추를 중심으로 발생하는 통증 질환들은 장의 활동력을 높여 주면서 통증 부위를 치료하는 것이 중요하다. 또한 차거나 혈액 순환에 장애가 발생했을 때 통증이 나타나므로 따뜻하게 해 주고 순환을 촉진해 주는 것이 중요하다.

통증은 혈액의 양이 부족하여 근육이 뻣뻣한 건조 체질과 몸이 냉한 냉 체질에서 잘 발생하는 경향이 있다. 무력 체질과 열 체질은 통증보다는 저림이나 둔한 불편함이 잘 발생한다.

3. 마비

한의학에서는 기운이 없으면 마비가 나타난다. 따라서 마비는 무력 체질에서 잘 나타난다. 저리고 뻣뻣하다면 기운이 부족해서 나타나는 순환 장애라고 생각하고, 기운을 보충하면서 순환을 촉진해야 한다.

4. 호흡 장애

호흡계가 건강해지려면 비강의 건강이 제일 중요하다. 비강의 건강을 유지하기 위해서는 코로만 호흡하는 것이 중요하다. 또한 체온 조절과 분비가 잘 되어야 한다. 체온 조절과 분비가 잘 되어야 비강 내에서 온도와 습도가 적절하게 유지되어 비강이 건강해진다.

무력 체질은 알레르기성 비염이 많고, 열 체질은 염증성 비염이 많고, 건조 체질과 냉 체질은 건조해져서 나타나는 염증이 많다. 따라서 무력 체질은 알레르기의 근원이 되는 장을 치료하고, 열 체질은 열을 제어하는 수분을 보충해 주고, 건조 체질과 냉 체질은 비강의 분비선의 기능을 도와준다. 특히 냉 체질은 전체적인 발산력을 높여 주는 것이 좋다.

5. 소화 장애와 배설 장애

소화기계 질환은 연동 운동의 부족으로 나타나는 경우와 염증성으로 나타나는 경우와 점액 부족성으로 나타나는 경우와 냉성으로 인한 수습 정체로 나타나는 경우가 있다. 연동 운동 부족은 보기하고 염증은 보음하고 점액 부족은 보혈하고 냉성은 보양한다. 따라서 무력성 체질은 에너지를 보충하여 연동 운동을 활성화하는 것이 중요하고, 열 체질은 염증 치료가 중요하다. 건조 체질은 점액 분비량을 늘리는 것이 중요하고, 냉 체질은 배를 따뜻하게 해 주는 것이 중요하다.

6. 수면 장애

수면은 모든 치료의 시작이면서 끝이다. 특히 신경성 질환과 면역력 저하와 관련된 질병들은 수면의 개선이 필수다. 수면은 면역력 자체라 할 정도로 면역력과 관련이 깊다. 따라서 치료를 시작할 때부터 수면 상태를 배려하고, 치료된 이후에도 수면만큼은 지속해서 개선해 주는 것이 좋다.

수면은 심장이 편안할 때 잘 이루어진다. 따라서 수면을 개선할 때 심장을 편안하게 해 주는 모든 치료법이 이용될 수 있다.

무력 체질은 기운을 보충해 주면서 신경을 안정시키는 것이 좋고, 열 체질은 열을 통제하는 수분을 충분하게 보충하면서 신경을 안정시키는 것이 좋다. 건조 체질은 모세혈관의 혈액을 충분하게 순환하도록 하면서 신경을 안정시키는 것이 좋고, 냉 체질은 수분 정체를 제거하고 따뜻하게 하면서 신경을 안정시키는 것이 좋다.

7. 고지혈증·비만

대표적인 생활 습관병은 고지혈증, 비만, 고혈압, 당뇨다. 암도 대표적이지만 편의상 분리하여 설명한다.

고지혈증

스트레스가 주요 원인이다. 무엇보다 스트레스 관리가 중요하다. 스트레스를 받으면 활성 산소를 비롯한 해로운 물질들이 발생한다. 이때 해로운 물질을 완화하려는 노력이 나타나는데, 그중의 하나가 지방이다. 해로운 물질을 중화시키기 위하여 지방을 많이 축적하게 되어 고지혈증의 원인이 된다. 따라서 스트레스를 제거하기 위한 적극적인 노력이 필요하다.

비만

수면 장애가 주요 원인이다. 지금은 많이 홍보된 탓인지 그런 경우가 거의 없지만, 간혹 한약을 먹으면 살이 찐다는 오해를 하고 '살이 찔까 봐 못 먹겠다'고 말씀하시는 분들이 있다. 100% 오해다. 한약을 먹고 살찌는 경우는 없다. 대부분 수면 장애로 인해 살이 찐다. 따라서 갑자기 체중이 늘었다면 수면 장애를 의심해야 한다. 체중이 갑자기 늘어난 경우를 추적해 보면 100% 수면 장애가 발생한 이후에 체중이 늘어났음을 확인할 수 있다. 수면 장애로 피로가 쌓인 환자분들이 체중이 늘어나기 시작할 때 하필이면 한약을 복용하는 경우가 있어서 받는 오해다. 따라서 체중을 적절하게 유지하기를 바란다면 자신의 수면 상태를 항상 살피는 것이 중요하다. 수면 장애가 발생하였다면 체중이 늘 가능성이 그만큼 커졌기 때문이다. 수면 장애가 발생하면 사람은 피곤하고 무기력해진다. 또한 입맛이 떨어지고 텁텁해지지만, 군것질을 하고 싶은 식탐은 늘어난다. 그렇게 되면 단 것과 부드럽고 촉촉한 것을 원하게 되어, 칼로리가 많이 들어있어 단맛이 나는 음료수를 달고 살거나 야채를 멀리하고 부드러운 빵이나 면이나 고기를 위주로 식사하고 육체적 활동량이 줄어든다. 결국 체중이 자꾸 늘어나게 되는 것이다.

정리하자면 체중이 늘어나는 원인으로는 수면 장애와 운동 부족, 칼로리가 있는 음료를 자주 마시는 것과 빵과 면과 고기와 간식과 과식과 급하게 먹는 식사 방법을 꼽을 수 있다. 따라서 체중을 줄이기 위해서는 무엇보다 수면 장애를 개선하고 활동량을 늘리고 음료를 물로 바꾸고 간식을 금하며 소식하고 채식 위주로 천천히 씹어 먹는 것이 중요하다.

8. 당뇨·고혈압

보통 무력 체질과 열 체질은 당뇨병이 먼저 시작되는 경향이 있고, 건조 체질과 냉 체질은 고혈압이 먼저 시작되는 경향이 있다. 무력 체질과 열 체질은 몸이 따뜻하여 영양이 과잉되기 쉽고 기운이 부족한 경향이 있으므로 혈압보다는 당뇨가 발생하기 쉽고, 건조 체질과 냉 체질은 몸이 차고 에너지가 충분한 경향이 있어 당뇨보다는 혈압이 발생하기 쉽다.

당뇨

영양소 중에서 탄수화물은 소화와 소비가 느리다. 대사 에너지가 많이 필요한 영양이다. 간단하게 말해서 지방은 지방으로 대사되고 단백질은 단백질로 대사되지만, 탄수화물은 지방으로 바뀌는 대사가 추가된다. 따라서 대사 능력이 떨어진 사람들은 무엇보다 탄수화물을 적당히 섭취하는 것이 중요하다.

혈당이 영향을 받는 요소는 탄수화물을 섭취하는 양과 혈당으로 존재하는 상태에서 운동이나 활동으로 소비되는 양과 혈당이 지방으로 전환되거나 대사에 소비되는 양이므로, 혈당을 조절하기 위해서는 탄수화물을 적게 먹고 탄수화물이 소화되어 혈당이 높아질 시기에 운동이나 활동을 늘리고 대사 능력을 키워 혈당을 지방으로 전환시키거나 소비시키는 것이다.

탄수화물을 적게 먹기 위해서는 탄수화물이 정확하게 무엇인지를 알아야 한다. 탄수화물이 무엇인지 알아야 한다는 뜻은 각각의 음식들이 소화된 후에 혈당을 얼마나 많이 올리는가를 알아야 한다는 것이다. 그것을 알아야 혈당을 높이는 음식은 피하고 혈당을 높이지 않는 음식만을 섭취할 수 있기 때문이다.

같은 음식이라도 사람에 따라 혈당이 올라가는 수치가 달라지므로, 실제로 좋은 방법은 식사 후에 혈당을 자주 확인하여 어떤 음식이 자신의 혈당을 많이 올리는지를 알아내는 것이다. 주로 먹는 음식들을 모두 파악하면 음식만으로도 혈당을 조절할 수 있게 된다. 또한 휴식을 취하여 정신적 긴장을 풀어야 한다. 정신적으로 긴장되면 단것을 자꾸 먹고 싶어지기 때문이다. 단것을 먹는 것은 탄수화물의 섭취량을 늘리는 원인이 된다.

육체 활동으로 혈당을 소비시키기 위해서는 음식을 먹고 난 후에 혈당이 가장 많이 오르는 시기를 알아야 한다. 그 시기를 전후로 육체 활동을 집중하는 것이 효과적이기 때문이다.

대사 능력을 강화하여 혈당을 조절하기 위해서는 정신적 긴장을 풀고 충분한 수면을 취해야 한다. 대사 능력은 수면과 관련이 깊다. 사람의 활동은 크게 낮의 활동과 밤의 활동으로 나뉜다. 낮은 주로 육체적 활동이고 밤은 주로 대사적 활동이다. 또한 낮은 주로 에너지를 소비하고 밤은 주로 에너지를 충전하는 시간이다. 낮에 활동을 많이 하면 피곤하지만, 밤에 잠을 충분히 자면 기운이 나는 것이다. 잠을 충분히 자면 에너지가 충전되고 신경 활동이 안정되고 호르몬이 생산되어 대사 능력이 높아지므로, 혈당 조절 능력이 높아지는 것이다. 다른 질병들도 수면 장애와 관련이 깊지만, 당뇨 환자분들은 더욱 수면과 관련이 깊다. 당뇨병 환자분들을 잘 살펴보면 정신적 스트레스로 인한 수면 장애로 당뇨병이 시작되었음을 알 수 있다. 당뇨병 환자분이 수면 장애가 있다면 무엇보다 먼저 수면 장애를 치료해야 한다.

고혈압

고혈압은 혈액 순환의 장애로 이해할 수 있다. 따라서 수면을 충분히 취하고 8시간 눕기를 생활화하고 반신욕으로 혈액 순환을 촉진하고 피부의 모세혈관을 확장하는 것이 중요하다. 또한 한의학적으로 순환은 수승화강이다. 따라서 수승화강의 대사를 촉진해야 한다.

무력 체질은 장운동을 촉진하여 혈액 순환을 돕는다. 위장이 무력해지면, 위장으로 가야 할 혈액이 가지 못해, 심장에서 정체하여 혈액 순환 장애가 발생하게 된다. 따라서 무력 체질은 위장의 운동력을 높여 주어 위장으로 심장의 혈액을 끌어내려 혈액 순환을 촉진한다.

열 체질은 심장 자체의 흥분을 안정시켜 혈액 순환을 돕는다. 열이 많은 체질이므로 심장이 쉽게 흥분한다. 그 상태가 지속하면 심장이 약해져 혈액 순환 장애가 발생한다. 따라서 열 체질은 심장의 흥분을 가라앉히는 음을 보하여 혈액 순환을 촉진한다.

건조 체질은 심장에 혈액이 부족한 경향이 있다. 물론 상징적으로 받아들여도 된다. 심장에 혈액이 부족하면 말초까지 혈을 보내기가 힘들어진다. 말초까지 혈을 보내기 위해 심장 박동이 늘어나면 결국 피곤해져 혈액 순환 장애가 발생한다. 따라서 건조 체질은 혈액을 보충하여 혈액 순환을 촉진한다.

냉 체질은 피부 쪽의 모세혈관이 수축하여 혈액 순환에 장애가 발생한다. 또한 복부가 냉하여 복부로의 혈액 순환에 장애가 발생한다. 따라서 냉 체질은 말초 혈관을 확장하고 배를 따뜻하게 해주어 혈액 순환을 촉진한다.

혈액 순환이 촉진되면 혈압은 치료된다.

9. 피부 질환

기미, 여드름, 탈모, 건선, 아토피, 피부 질환 등은 해독 치료를 위주로 보약 치료를 병행하면 잘 치료된다.

무력 체질은 위와 장의 기능이 약해서 독소 물질이 잘 유입된다. 유입된 독소가 면역 활동을 자극하여 알레르기성 피부 질환이 많이 발생한다. 또한 풍열의 경향이 있으므로, 피부 질환이 잘 발생하고 가렵고 진물이 나고 피부색의 변화가 적은 특징이 있다. 따라서 무력 체질은 장을 튼튼하게 해 주고 피부의 열을 제거하여 피부 질환을 치료한다.

열 체질은 염증이 잘 생기므로 피부 질환이 많이 발생한다. 빨갛게 톡톡 솟는 모양이 많으며 가렵고 찌르는 듯한 통증이 동반하고 진물이 나는 특징이 있다. 따라서 피부의 열을 제거하여 피부 질환을 치료한다.

건조 체질은 피부가 건조하여 피부 질환이 많이 발생한다. 건조한 특성이 있다. 따라서 피부의 분비 기능을 활성화해 피부 질환을 치료한다.

냉 체질은 건조하고 냉하여 피부 질환이 많이 발생한다. 건조하고 냉한 특성이 있다. 따라서 피부의 분비 기능을 촉진하고 따뜻하게 해 주고 발산력을 강화하여 피부 질환을 치료한다.

생일체질로 면역력과 건강의 힘 키우기

10. 피로·허약

피로는 에너지 부족이거나 피로 물질의 과잉이다. 또한 여기에서 중요한 것이 있다. 피로와 졸리는 것을 잘 구별하지 못한다는 것이다. 수면 부족으로 졸리게 되면 피로한 것과 같은 무기력한 증상이 나타나고, 오히려 피로보다 더욱 견디기 힘들게 된다. 따라서 피로를 치료할 때는 졸리는 것인지 피로한 것인지를 구분하고, 다시 기운이 없어서 나타나는 피로인지 피로물질이 많아서 나타나는 피로인지를 구분해야 한다. 따라서 피로물질이 많아서 나타나는 피로는 해독 치료를 하고 기운이 없어서 나타나는 피로는 보약 치료를 한다.

무력 체질과 열 체질은 에너지 부족과 수면 부족으로 인한 피로가 잘 나타나는 경향이 있고, 건조 체질과 냉 체질은 피로 물질이 많거나 영양의 부족으로 인한 피로가 잘 나타나는 경향이 있다.

따라서 무력 체질과 열 체질은 수면을 개선하고 에너지를 충전해 주는 치료를 해야 하고, 건조 체질과 냉 체질은 영양 공급을 충분히 해 주고 피로 물질을 제거해 주는 치료를 해야 한다.

11. 뱃살 치료(배가 나올 때)

냉 체질은 배가 냉하다. 배가 냉하면 열 발산을 막기 위해 복부의 안쪽과 피부 아래에 지방을 축적한다. 복부에 지방이 축적되므로 배가 나오는 것이다. 또한 냉 체질은 장점막의 건조로 인해 변비가 잘 발생하는 체질이므로 독소가 복부에 잘 쌓인다. 복부에 독소가 쌓이면 독성을 완화하기 위해, 독소를 감싸는 지방 세포가 늘어나게 되고, 배가 나오게 된다. 따라서 냉 체질의 뱃살을 치료하려면, 복부의 온도를 올려주는 치료를 해 주고, 변비를 치료하여 복부에 쌓여 있는 독소를 배출시켜야 한다.

무력 체질은 에너지가 부족한 체질이다. 에너지가 부족하다는 것은 근육의 수축력이 부족하다는 의미로도 해석될 수 있다. 근육의 수축력이 부족하면 근육이 늘어질 수 있다. 배의 근육이 늘어져 배가 나오게 되는 것이다. 따라서 무력 체질의 뱃살을 치료하려면, 에너지를 충전해 주어 근육의 수축력을 강화해 주는 치료를 해야 한다.

건조 체질은 냉 체질과 비슷한 원리로 배가 나오고 열 체질은 무력 체질과 비슷한 원리로 배가 나온다.

무력 체질이신 환자분이 상담 중에, 건강 검진을 했더니 복부 지방이 없다는 결과가 나왔다고 하였다. 배가 나와서 복부 지방이 있을 줄 알았는데, 검진 결과 복부 지방이 없다는 것이다. 배가 나왔는데 복부 지방이 없다니 이해가 안 된다고 하였다. 배가 나오는 이유가 복부 지방일 수도 있지만, 무력 체질은 복부 근육의 무력증일 가능성이 크다. 인체가 탄력적인 몸매를 유지하는 것은, 근육들이 탄력을 유지하고 서로 도우면서 중력을 이겨내기 때문이다.

생일체질로 면역력과 건강의 힘 키우기

12. 암

암은 면역력이 약해서 발생하고 항암 치료 과정에서 면역력은 더욱 손상되는 경향이 있다. 따라서 체력을 향상하고 면역력을 강화해 주는 생일 보약을 이용하면, 면역력과 체력을 강화해 암의 예방과 치료와 후유증 관리에 많은 도움을 줄 수 있다.

치료 과정이나 암의 진행 과정에서 나타나는 응급 증상은 대증 치료를 이용한다. 따라서 암을 치료할 때는 대증 치료와 보약 치료를 함께 적절히 이용한다. 또한 암세포는 독소에 의해 발생하고, 암세포 자체가 독소 작용을 하므로 해독치료를 이용할 수 있다.

암에 대한 한의학적 치료가 주는 효과는 세 가지로 생각할 수 있다.

첫째는 면역력과 치유력을 강화하여 암을 예방하거나 초기에 자연치료를 유도하는 것이다. 암은 면역력이 약하다는 측면도 있고 한편으론 독소가 많다는 측면도 있으므로 생일 보약과 생일 해독을 적절히 이용한다.

둘째는 암과 싸우는 몸의 기초 체력(기본적인 건강 상태, 면역력, 치유력)을 유지해 항암 치료를 이겨낼 힘을 길러 준다. 생일체질 보약은 체력과 면역력을 상승시키는 효과를 지니고 있기 때문이다. 만약 체력 저하가 심해지면 항암 치료를 지속하지 못할 수 있다.

셋째는 암으로 인해 발생하거나 치료 과정에서 나타나는 괴로운 증상을 제거하거나 줄여 준다. 항암 치료의 부작용을 줄여 주는 것이다. 영양물질인 한약으로 괴로운 증상의 소실이나 경감이 비교적 잘 이루어지므로, 삶의 질을 높여 주고, 전체적인 치료 효과를 높여줄 수 있다.

체질적 특성을 고려하여 무력 체질은 기를 보충하여 면역력을 높여 주고, 열 체질은 음을 보충하여 면역력을 높여 주고, 건조 체질은 혈을 보충하여 면역력을 높여 주고, 냉 체질은 양을 보충하여 면역력을 높여 준다.

13. 대상 포진

면역력만 개선해 주면 잘 치료된다. 급성기에는 대증 치료로써 불편 증상을 빨리 안정시키는 것이 중요하다. 따라서 대증 치료와 생일 보약을 함께 잘 이용해야 한다.

14. 자율 신경 실조증과 화병

자율 신경은 교감 신경과 부교감 신경으로 이루어졌고 서로 균형을 이루며 생명 활동을 조절한다. 이 균형이 깨지면 자율 신경 실조증이 발생하는 것이다. 자율 신경 실조증은 대부분 교감 신경이 항진된 상태를 말한다. 이러한 상태를 간단하게 표현하면 심장이 흥분된 상태다. 따라서 심장의 흥분을 안정시키면 교감 신경의 항진이 개선되고 자율 신경 실조증이 치료된다. 생일체질은 출입승강을 주로 이용하는 치료법이므로 심장을 안정시켜 주는 효과가 좋다. 따라서 생일 보약을 이용하여 심장을 건강하게 해 주면 치료가 잘 된다.

무력 체질은 위와 장의 활동력을 높여서 심장을 건강하게 해 주고, 열 체질은 흥분을 안정시키는 기능을 강화해 심장을 건강하게 해 주고, 건조 체질은 혈액량을 늘려서 심장을 건강하게 해 주고, 냉 체질은 복부와 말초 혈관을 확장해서 심장을 건강하게 해 준다.

화병은 분노가 깊이 쌓여서 나타나는 질병이다. 간단하게 설명하면 이것도 또한 자율 신경이 조화롭지 못한 상태다. 분노가 자율 신경계에 무리를 주고 무리를 받은 신경계가 조절 능력을 상실하여 나타나는 것이다. 화병의 치료법은 자율 신경 실조증의 치료 방법과 대략 같다. 결국 신경계를 안정시키는 것이고 심장을 건강하게 해 주는 것이다. 물론 호르몬의 기능을 안정시키는 것도 포함한다.

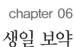

chapter 06

생일 보약

생일체질 처방은 안전하고 부드럽고 몸에 이로운 점만 있다. 또한 한의학을 바탕으로 체질적 특성까지 이용하므로 치료 효과가 더욱 높다.

1. 생일 보약의 우수성

(1) 순하고 부드러운 보약

생일체질을 이용하면 부드럽고 맛있는 약만 처방해도 잘 낫는다.

생일체질을 이용한 생일 보약을 드시는 환자분들이 한결같이 약 맛이 좋다고 한다. 순하고 부드럽고 맛있는 것이다. 그런 약만으로도 효과는 오히려 좋다. 왜냐하면, 개인별 맞춤 의학인 생일체질이 꼭 필요한 한약을 처방해 주기 때문이다. 필요한 약을 필요한 만큼만 처방해 주는 것이다. 필요한 한약만 처방하므로 약 맛도 좋고 부드럽고 몸이 편안한 것이다. 필요하지 않은 약이 조금이라도 들어가면 오히려 치료를 방해한다. 필요 없는 것은 넣지 않는 것이 기술이요, 필요한 것은 넣는 것이 기술이다. 생일체질의 진단과 변증과 처방법이 없다면 꼭 필요한 한약만을 처방하기 어렵다.

(2) 높은 치료율

생일체질이 선천적으로 취약한 부분을 잘 찾아내므로 꼭 필요한 치료해 줄 수 있다. 따라서 치료율이 극대화된다. 또한 생일체질이 처방에 대한 이해를 높여 주므로, 치료율이 더욱 높아진다. 처방을 이해해야 필요에 맞추어 처방에 변화를 줄 수 있고, 질병과 가장 잘 맞는 한약을 처방할 수 있기 때문이다.

생일체질이 처방의 이해를 높여 주는 한 가지 예를 들어 보자. 땀이 많이 날 때 이용하는 보중익기탕이다. 보중익기탕의 군약인 황기가 피부로 나가는 수분을 몸 안으로 끌어들이고 소변으로 배출시켜 준다. 또한 피부를 닫는 효과가 있어 피부로의 수분 배출을 억제한다. 시호와 승마는 피부의 풍열을 제거하여 열린 모공을 다시 닫아 준다. 또한 체온을 내려 주어 열 발산을 줄인다. 따라서 땀이 많이 날 때 보중익기탕을 처방하는 것이다. 그런데 가감법에 부자, 마황근을 더해 주는 것이 있다. 부자, 마황근을 이용하는 것은 피부에서의 수분 발산(기화)

을 높여 주어, 수분의 형태로 나오는 땀을 없애기 위한 것이다. 피부를 막고 열을 내리고 소변을 통해 수분을 내보내는 보중익기탕을 처방하면서, 피부를 열고 뜨겁게 해 주는 부자, 마황을 가하는 것은 앞뒤가 맞지 않는다. 보중익기탕을 처방하는 경우와 반대로, 피부가 막히고 몸이 차서 나오는 땀을 치료할 때에는 다른 처방으로 아주 바꿔야 한다.

생일체질적으로 보면 보중익기탕을 사용하는 땀은 무력 체질의 땀이고, 부자, 마황근을 사용하는 땀은 냉 체질의 땀이다. 생일체질학적으로 보면 쉽게 이해가 된다. 따라서 더욱 정확하게 처방할 수 있고 치료 효과도 높아진다.

따라서 생일체질을 이용한 진료를 하고 나서 유명한 의원과 실력 있는 친구 한의사가 어려운 환자분들을 소개하는 경험을 하고 있다. 어려운 환자분들이었지만, 생일체질 보약으로 치료하였더니 대부분 효과가 좋았다.

(3) 순한 전탕과 편리한 복약법

무압력과 백도 이하의 온도에서 한약을 추출한다.

복약은 아주 중한 질병의 경우에는 하루에 열 번 복용하고, 중한 편이면 하루에 세 번 복용하고, 일반적인 질병이면 하루에 두 번 복용한다. 복용 시간은 하루 두 번 복용하는 경우에 아침, 저녁 공복이 표준이다.

2. 복용 관리

약을 복용한 후에 불편한 증상이 발생할 경우의 대처법이다. 일단 복용을 중지하고, 한의원에 내원하시거나 전화를 걸어 증상에 대하여 문의해야 한다.

또한 주의할 것이 있다. 전문 영양물질을 이용하여 허약한 부분을 보충시켜 주면 체력과 면역력이 좋아진다. 면역력이 좋아지면 그동안 미뤄 두었던 문제들을 치료하려는 노력이 발생한다. 명현 반응이다. 만약 명현 반응이 발생한다면, 그동안 면역력이 부족했었다는 사실과 숨겨진 문제들이 많았다는 사실을 알아야 한다. 간단하게 불편 증상만 제거하려고 할 때는 상관없지만, 근본 문제를 해결하기 위해서는 명현 반응에 잘 대응하여 치료의 효과를 더욱 높여야 한다.

chapter 07

생일체질 치험 예

    치험 예는 생일체질 치료를 이용하여 임상에서 치료한 사례 중에서 일부를 올린다. 물론 아주 좋은 치료 효과를 본 예는 매우 많다. 한약의 치료 효과는 무척 좋다는 점을 다시 한 번 강조하고 싶다.

1. 자궁 근종

주요 증상 : 자궁 근종

생일체질 : 건조 체질, 46세 여자분, 통통하면서 하얀 피부

진단 : 실증으로 진단되어 해독 치료

처방 : 생일 해독탕과 생일 해독환 25일분 처방

경과 : 직경 4.6㎝였던 자궁 근종이 반으로 줄어듦

설명 : 2달 뒤에 내원하였고, 생일 해독탕과 생일 해독환 25일분을 복용하고 나서 검진한 결과, 직경 4.6㎝였던 자궁 근종이 반으로 줄어들었음 확인했다고 알려 주었다. 소위 단골 환자분이다. 명랑하고

좋은 성격이다. 피로를 개선하려고 한의원에 내원하였는데, 자궁에 근종이 있다고 하셔서 자궁 근종도 줄이면서 피로도 개선하는 치료를 하게 되었다. 실증으로 진단되니 해독 치료를 이용하였다. 체중도 있으면서 약하지 않고 피곤하고 근종이 있으니 해독 치료가 더욱 좋다. 따라서 생일 해독탕과 생일 해독환을 처방하였다. 약을 지어가시고 2개월 후에 허리에 침을 맞으시러 오셔서, '한약 드시고 어떠시느냐?'라고 물었더니, '자궁 근종이 줄었다'고 이야기해 주었다. 당연히 피로도 많이 개선되었다. 한약을 모두 복용한 1개월 전에 검진하고, 다시 1개월이 지난 며칠 전에 자궁 검진을 하였단다. 한약을 복용하고 바로 한 검진에서는 약 1.8㎝가 줄었고, 며칠 전의 검진에서는 다시 0.5㎝가 줄어서 총 2.3㎝가 줄었단다. 좋은 소식을 알려주어야겠다고 생각하셨단다. 그래서 오시자마자 밝은 얼굴로 필자에게 전해 주었다.

2. 암(면역력 저하)

주요 증상 : 면역력 수치의 현격한 저하

생일체질 : 무력 체질, 43세 여자분, 보통 체형

진단 : 허증으로 진단되어 보기를 중심으로 보약 치료

처방 : 생일 보약 30일분 처방

경과 : 면역력이 정상 수치로 회복됨

설명 : 암 치료 중인 환자로, 면역력이 거의 바닥 상태가 되어 모든

치료가 중단되었고, 거의 먹지 못하였다. 따라서 일주일간 생일 보약만 복용하였는데, 일주일 복용 후에 면역력이 정상 수치로 올랐다고 한다.

폐암 환자분이며 뇌까지 전이된 상태다. 뇌암을 먼저 치료하려고 항암 치료를 2회 하였는데, 너무 힘들어하고, 먹지 못하고, 더구나 면역력 수치가 거의 바닥에 이르게 되어, 더 이상 치료도 할 수 없는 상태였다. 상태가 너무 안 좋으니, 기운이라도 나려고 생일 보약을 복용하게 되었다. 체력이 약하고 면역력이 약하니 당연히 생일 보약 치료를 해야 한다. 따라서 생일 보약을 처방하였다. 그런데 한약을 일주일 복용하고 일주일 후에 면역력 검사를 하였더니, 수치가 정상 수치로 회복되었단다. 이것을 전해준 분은 환자의 남편분이다. 한약이 좋다는 것은 알고 있었지만, 실제로 한약이 정말 좋다는 사실을 확인하게 되었단다. 마음으로만 한약이 좋다고 생각하였는데, 일주일간의 한약 복용만으로 면역력 수치가 정상치로 회복되는 것을 보고 놀라면서 진실로 믿음이 생겼단다. 구토가 심하여 아무것도 못 먹고 단지 한약만 복용했기 때문에 확실한 믿음이 생길 수 있었던 사례이다.

3. 아토피 피부

주요 증상 : 유두를 중심으로 가슴과 복부에 심한 아토피, 유두와 그 주변이 심하게 검게 각질화됨

생일체질 : 무력 체질, 24세 여자분, 마르고 하얀 피부

진단 : 허증과 급증으로 진단, 허증이지만 증상이 급하므로 해독 치료

처방 : 생일 해독탕과 생일 해독환을 20일분 처방 4회

경과 : 복용하고 1주일 지나서 내원하였는데 많은 호전이 있었고 4회 치료 후 다 나음

설명 : 유두 주변이 검게 각질화될 정도로 심한 아토피였다. 생일 해독탕과 생일 해독환을 복용하고 1주일이 지난 뒤부터 눈에 띄게 좋아졌고, 4회 처방하여 마무리되었다.

대학교 여학생 환자분이다. 증상은 심한데 양방 병원에서 장기간 치료해도 호전되지 않아서 지인의 소개로 한의원에 내원하였다. 취업 준비로 한참 민감하고 공부에 대한 스트레스가 많을 때 가슴에 아토피가 심하니 마음고생이 심했다고 한다. 아토피 피부는 대표적으로 해독 치료가 필요한 질병이다. 무엇보다도 아토피 피부를 치료하는 것이 급하므로, 해독 효과를 높이기 위해서 생일 해독탕과 생일 해독환을 함께 처방하였다. 복용하고 1주일 만에 눈에 띄게 호전되어 환자분과 가족분들이 신기해하던 모습이 지금도 눈에 선하다.

4. 탈모

주요 증상 : 심한 스트레스성 원형 탈모, 수면 장애

생일체질 : 건조 체질, 52세 여자분, 마르고 검은 피부

진단 : 허증으로 진단되어 보혈을 중심으로 한 생일 보약 치료

처방 : 생일 보약 20일분 처방 3회

경과 : 2회 복용 후부터 눈에 띄게 좋아져서 3회 복용 후에 60%
호전

설명 : 심한 스트레스 환자였다. 탈모가 발생한 지도 오래되었고 여러 곳에서 치료받아도 개선되지 않았던 환자분이다. 또한 스트레스는 치료 기간에도 계속되었다. 치료 과정이 힘들었지만, 힘든 과정에 비해서 치료 효과는 좋았다. 회사에 복귀하고 거리가 멀어, 마무리는 가까운 곳에서 하길 원하여 그때까지만 치료하였다.

처음에 다른 곳에서 피로 개선을 위하여 해독 치료를 하였는데, 너무 열심히 적게 먹은 탓인지, 탈모가 심해진 경우다. 그곳에서 탈모 치료를 받았지만 개선되지 않아서 다른 곳을 몇 곳 더 다녔다고 한다. 탈모가 심해지고 개선되지 않으니, 회사도 휴직 상태였고 마음의 안정을 찾기 위해서 한 번씩 휴양을 다니는 상태였다. 필자에게 오기 바로 전에도 해독을 전문으로 하던 한의원에서 치료를 받았지만, 효과가 나지 않고 아주 예민한 성격이라, 그 한의원 원장님이 필자에게 소개한 환자분이었다. 이미 부작용으로 나타난 탈모로 인해 불신감과 분노감이 많이 있었고, 수면 장애도 지니고 있었다. 또한 조금만 변화가 있거나 궁금한 것이 있으면 지속적으로 전화하여 질문하고, 질문을 시작하면 그칠 줄을 몰라 치료하기 참 어려운 환자분이었다. 하지

만 생일 보약을 2회 복용한 후부터는 눈에 띄게 좋아졌다. 다시 회사에 출근하면서 스트레스를 많이 받았지만, 3회 처방할 때까지 지속적으로 개선 효과가 있었다.

5. 기미

주요 증상 : 눈 밑의 진한 기미, 얼굴에 전반적으로 퍼짐

생일체질 : 건조 체질, 48세 여자분, 뚱뚱하고 검은 피부

진단 : 허증으로 진단되어 보혈을 중심으로 한 생일 보약 치료

처방 : 생일 보약 25일분 처방

경과 : 25일분 복용 후 약 70% 개선

설명 : 심한 기미 환자분이었다. 한 번 치료 후에 눈에 띄게 좋아졌다. 환자분의 놀라는 모습이 지금도 선하다. 기미는 한약으로 몸을 개선하면 잘 낫는다.

6. 여드름

주요 증상 : 여드름, 변비

생일체질 : 무력 체질, 15세 여자분, 마르고 하얀 피부

진단 : 실증 급증, 해독 치료

처방 : 생일 해독탕과 생일 해독환을 함께 20일분 처방

경과 : 입 주변에 많았던 화농성 여드름이 거의 없어짐

설명 : 여드름은 생일 해독환이 효과가 좋다. 생일 해독탕과 생일

해독환을 함께 복용하면 잘 낫는다. 특히 변비를 동반한 환자분들은 해독 치료가 더욱 좋다. 여드름은 대부분 독소가 몸에 많이 쌓여 발생한다. 많이 먹고 많이 활동하면 노폐물도 많이 생겨 피부 쪽으로 잘 나오기 때문이다. 인체의 해독 기능이 잘 활동하면 여드름은 발생하지 않겠지만, 인체의 해독 기능이 잘 활동하지 못하면 여드름이 발생한다. 따라서 여드름이 발생한다면, 몸 안에 노폐물이 많이 쌓였다는 것을 살피고, 빨리 해독해 주는 것이 좋다. 몸에 쌓인 노폐물은 얼굴 피부만 자극하는 것이 아니다. 뇌세포도 자극하고 간세포도 자극한다. 따라서 두통, 집중력 장애, 짜증, 피로 등을 함께 발생시킬 수 있다. 여드름을 치료하는 것도 중요하지만, 몸에 쌓인 노폐물이 다른 곳에도 문제를 일으키지 않도록 미리 제거해 주는 것이 더욱 중요한 것이다.

7. 대상 포진

주요 증상 : 대상 포진으로 통증이 심하고 가슴 쪽에 피부염으로 인한 검고 굳은 부위가 크게 있음. 가만히 있어도 심한 통증이 발생. 악몽(꿈에 자꾸 귀신이 나옴)

생일체질 : 열 체질, 61세 남자분, 마르고 검은 피부

진단 : 급증, 허증으로 진단되어 보음을 중심으로 생일 보약 치료를 해야 하지만, 수면 장애가 심하여 보기성 수면 치료를 먼저 하였다.

처방 : 수면 개선약과 생일 해독환 30일분 처방

경과 : 약 1년간 양방 치료를 받고도 통증이 지속하여 고생이 심했던 환자분이다. 15일분 복용 후에 악몽이 사라지고, 30일분 복용 후에 자각통이 사라졌다.

대상 포진은 전형적인 면역력 저하로 나타나는 증상이다. 따라서 무조건 면역력을 회복시키는 것이 중요하다. 따라서 생일 보약의 효과가 좋은 질병이다. 대상 포진의 후유증을 치료하는 데에도 면역력 상승이 중요하지만, 초기 치료에도 면역력 상승은 중요하다. 초기 치료 예를 하나 들겠다. 60대 초반의 여자분이었는데, 대상 포진이 발생하고 1주일 후에 내원하였다. 가슴 옆으로 수포가 나타나고 극심한 통증이 나타나는 상태였다. 초기임에도 불구하고 녹용도 넣으면서 강력한 생일 보약 치료를 하였다. 생일 보약을 복용하고 2일 뒤부터 눈에 띄게 좋아지고 1주일이 지나니 증상이 거의 소실되었다. 양방 치료는 하지 않았다. 대상 포진이 나타난다면, 체력 저하와 면역력 저하가 너무 심해졌다는 점을 알아야 한다. 어찌 보면 대상 포진은 경고등이다. 대상 포진을 치료하는 것도 중요하지만, 너무나 약해진 체력과 면역력을 회복시키는 기회로 삼아야 한다.

8. 비만
주요 증상 : 약간 비만, 수면 장애
생일체질 : 냉 체질, 27세 여자분, 통통하고 하얀 피부

진단 : 허증, 급증, 비만은 급증으로 판단하여 수면 장애를 치료

처방 : 수면 개선약을 20일분 처방

경과 : 20일분 복용하고 20일 관리하여 57kg에서 51kg으로 감량

설명 : 대사를 좌우하는 가장 중요한 요소는 수면이다. 수면을 개선하여 일찍 자면 살이 빠지기 쉬운 체질이 된다. 저녁을 적게 먹고 일찍 자면 비만 탈출은 반 이상 성공한 것이다.

비만을 치료하기 위해서 대부분 해독 치료를 이용한다. 하지만 현재의 일반적인 해독 치료는 장기간 실시하기 어려운 측면이 있다. 해독 치료의 대부분인 단식 소식 자연식이 사람의 욕망에 역행하기 때문이다. 사람의 욕망에 역행하면 지속하기 어렵다. 따라서 사람의 욕망을 충족하는 방법으로 해독해야 한다. 생일체질의 해독 치료는 욕망에 역행하는 방법은 줄이고 욕망을 충족시키는 방법을 주로 이용한다. 오래 못 하는 것은 버리고 오래 할 수 있는 것을 이용하는 것이다. 굶기보다는 영양이 없는 기호 식품을 먹고, 적게 먹기보다는 맛있게만 먹고, 운동하기보다는 잠을 많이 자게 한다. 잘 먹고 잘 자고 잘 노는 것을 중심으로 하는 것이다. 예를 들어 음식을 꼭꼭 씹고, 맛을 음미하면서, 천천히, 맛나게만 먹으면 저절로 먹는 것이 줄어든다. 또한 일찍 자면 야식이 없어지고 노폐물 배출이 잘되고 영양 분해를 잘 하게 되고 저절로 먹는 것도 줄어들고 영양 소비가 많아진다. 또한 임상 경험상 비만은 수면 장애의 개선이 제일 중요하다. 따라서 수면을 개

생일체질로 면역력과 건강의 힘 키우기

선하고 일찍 자는 것을 중심으로 비만 치료를 한다. 수면 장애를 개선하여 일찍 하게 하면, 저녁 식사부터 줄어든다. 이렇게 하면 건강해지고 기운 나고 예뻐지면서 비만이 치료된다.

9. 혈압

주요 증상 : 신경성 고혈압, 혈압이 올랐다 내렸다 함
생일체질 : 열 체질, 59세 여자분, 마르고 하얀 피부
진단 : 실증 급증 칠정상, 마음을 편하게 하는 신경 치료
처방 : 스트레스독 해독탕 20일분 처방
경과 : 20일분 복용하고 혈압이 안정됨
설명 : 스트레스로 혈압이 갑자기 올랐다 내렸다를 반복하던 환자분이다. 20일분 복용하고 안정되었다.

혈압은 혈액 순환의 문제다. 혈액 순환은 심장의 문제와 독소의 문제와 스트레스와 혈관의 문제와 혈액 자체의 문제 등 많은 원인이 있다. 하지만 제일 중요한 것은 말초 혈관의 확장이다. 따라서 무엇보다 손발과 아랫배가 따뜻해지는 것이 중요하다. 또한 복식 호흡과 명상으로 심장을 안정시키면서 복부 쪽으로 혈액 순환이 잘되도록 유도하는 것이 중요하다. 한약을 복용하면서 말초 혈관을 확장해 주는 관리를 병행하면 아주 효과가 좋다. 일시적인 혈압 상승을 계기로, 평생 혈압약을 복용하게 되는 경우가 적지 않다. 이런 분들은 더욱 한약

으로 혈압을 치료하여 불필요하게 평생 혈압약을 먹는 것을 방지해야
한다.

10. 당뇨

주요 증상 : 당뇨 초기, 수면 장애 심함

생일체질 : 열 체질, 48세 남자분, 통통하고 하얀 피부

진단 : 허증 급증, 수면 치료

처방 : 보기성 수면 치료 약 20일분 처방

경과 : 20일분 복용하고 당뇨가 안정됨

설명 : 환경적인 문제와 체질을 개선하면 당뇨도 치료할 수 있다. 더
구나 탄수화물을 적게 먹는 식이 요법과 병행하면 더욱 치료 효과
가 좋다.

빵집을 힘들게 운영하는 환자분이었다. 아침 일찍부터 저녁 늦게까
지 일하다 보니 잠도 부족하고 피로가 쌓였다. 잠이 부족하면 잠을
자야 하고 피로가 쌓이면 쉬어야 하는데, 열심히 일하다 보니 잠도 못
자고 피로는 자꾸 더 쌓이기만 하였다. 당뇨를 조절하기 위해서는 먼
저 충분한 수면이 중요하다. 따라서 수면을 개선하는 치료를 하였다.
수면을 개선하였더니, 음식 조절에 신경 쓰지 않아도 혈당이 잘 조절
되었다고 한다. 잉여 영양의 제거는 수면 시간에 이루어진다. 낮에 혈
액으로 들어온 영양이 마지막으로 소비되는 것은 주로 수면 시간에

이루어진다. 수면이 개선되면 남아 있는 영양이 줄어들게 되므로 결과적으로 혈당이 줄어들고, 또한 수면 시간에 재생된 조절 기능들이 혈당을 조절해 준다. 일반적인 치료에서도 수면 습관 개선이 중요하지만, 혈당 조절에서는 더욱 중요하다.

11. 이명

주요 증상 : 이명, 경추 디스크

생일체질 : 무력 체질, 56세 여자분, 마르고 하얀 피부

진단 : 급증, 경추 근육 치료

처방 : 에너지를 보충하고 혈액 순환을 촉진하는 생일 보약 20일분 처방

경과 : 20일분 복용 후, 이명증이 없어짐

설명 : 머리와 얼굴에 위치한 문제들은 경추 주변의 근육들이 편안해지면서 낫는 경우가 많다. 따라서 이명증도 내과적인 문제로만 해석하지 않는 것이 좋다.

이명이라고 하면 신장이 약해서 발생한다고 설명하는 경우가 많다. 물론 상징적인 표현이다. 하지만 경추 주변의 근육이 수축하면 머리의 혈액 순환과 신경 소통의 장애가 일어나서 결과적으로 청각 신경이 예민해질 수도 있다. 근육이 뭉치는 원인은 여러 가지가 있다. 그중의 한 가지는 근육의 에너지 부족이다. 쉽게 말해서 근육의 힘이 부족해

지면 떨리기도 하고 뭉치기도 한다. 목은 중력의 영향을 많이 받는 곳이다. 가만히 있어도 중력을 이겨내야 한다. 기운이 부족해지면 목 근육의 에너지 부족이 심해져 결과적으로 수축이 된다. 이때 에너지를 보충해 주면 근육이 풀리고, 그 결과로 혈액 순환이 다시 촉진되고 신경이 안정되면 이명증도 치료된다.

12. 요추 디스크

주요 증상 : 요통, 소화 불량

생일체질 : 무력 체질, 45세 남자분, 뚱뚱하고 하얀 피부

진단 : 허증 급증 식적상, 위장의 해독 치료

처방 : 무력성 체질의 생일 해독탕 20일분 처방

경과 : 20일분 복용 후에 요통이 거의 소실

설명 : 위와 장이 약해져서 허리가 나빠지는 경우가 많다. 특히 무력성 체질은 위와 장의 문제로 허리가 약해지는 경우가 많다. 따라서 때로는 위와 장을 튼튼하게 해 주는 방법으로 요추 디스크를 치료해야 효과가 좋다.

이렇게 설명하면 환자분들이 오해하는 경우가 많다. 허리가 아파서 한의원을 찾았는데, 뜬금없이 위와 장을 이야기하기 때문이다. 그럴 때 배에 먼저 침을 놓고 허리가 좋아지는 것을 확인시켜 준다. 위와 장이 약해져서 허리가 나빠지는 경우에는 배에만 침 치료를 해도 허

생일체질로 면역력과 건강의 힘 키우기

리 통증이 줄어들기 때문이다. 대부분 신기해한다. 그만큼 한의학에 대한 지식이 일반 대중들에게 홍보가 안 되어 있는 것이다. 조금만 한 의학을 이해해도 당연하게 생각할 수 있는 상황이기 때문이다.

13. 우울증

주요 증상 : 우울증, 무기력

생일체질 : 열 체질, 65세 여자분, 마르고 검은 피부

진단 : 허증 급증, 보약 치료

처방 : 열 체질의 생일 보약 25일분 처방

경과 : 25일분 복용 후, 마음이 많이 안정되고 기운이 회복됨

설명 : 갑자기 남편분이 돌아가신 충격으로 무기력해지고 우울증을 앓게 된 환자분이다. 기운 나는 생일 보약 25일분을 드시고 기운도 보충되고 우울증도 한결 개선되었다. 우울증의 원인은 대부분 무기력이다. 따라서 생일체질 보약이 효과가 좋다.

또한 우울증에 공진단이 좋다. 필자의 박사 학위 논문이 '공진단의 항우울 효과 연구'이다. 공진단의 항우울 효과는 좋다. 공진단의 효과는 두 가지로 구성된다. 체력과 면역력을 높여 주는 측면과 정신력을 높여 주는 측면이다. 체력과 면역력을 높여 주는 측면은 사향이 굳이 들어가지 않아도 효과를 볼 수 있다. 하지만 정신력을 높여 주는 측면은 사향이 꼭 들어가야 한다. 우울증의 원인은 무기력과 의욕 저하다.

무기력만 개선되어도 우울증은 일부 호전될 수 있다. 우울증을 개선하기 위한 첫걸음은 기운을 보충시켜 주는 보약을 복용하는 것이다.

14. 구안와사

주요 증상 : 오른쪽 얼굴의 초기 마비

생일체질 : 열성 무력 체질, 61세 남자분, 뚱뚱하고 검은 얼굴

진단 : 급증 실증, 해독 치료

처방 : 생일 해독탕과 생일 해독환을 30일분 처방

경과 : 1주일분 복용 후 호전되고 30일 복용 후에 모두 개선

설명 : 버스 기사분이었다. 재계약을 앞둔 상태여서 구안와사를 빨리 치료해야 하는 상황이었다. 구안와사는 대부분 마비를 풀어 주는 처방을 한다. 하지만 환자분이 얼굴에 다크 써클이 심하고 독소가 많아서 해독 치료를 하였다. 해독이 되면 면역력이 상승하여 구안와사는 저절로 치료될 것이기 때문이다. 실제로 마비를 풀어 주는 처방보다 훨씬 효과가 좋았다. 재계약 심사 전에 다 나아서 환자분과 필자 모두 기뻤다.

PART 2

자연과
사람

자연

생명은 공기 흙 물과 태양으로 이루어진다. 공기와 흙과 물은 지구가 이미 가지고 있는 것이고, 태양만이 지구 밖에서 오는 것이다. 따라서 이 태양이 얼마나 강하게 오느냐, 또는 태양 에너지 밀도가 얼마나 높으냐에 따라서 자연의 생명체와 생명 활동에 차이가 발생한다. 대표적인 것이 냉대 온대 열대의 기후 차이와 봄, 여름, 가을, 겨울의 기후 차이다.

공기와 흙과 물은 일정하지만, 어느 곳은 열대 우림이 되고, 어느 곳은 온대 지역이 되고, 어느 곳은 한랭 지역이 된다. 일조량의 차이 때문이다. 일조량의 차이만으로 어느 곳은 생명이 넘치는 곳이 되고 어느 곳은 생명이 부족한 곳이 된다. 또한 계절이 변화한다. 특히 온대 지역에서 극명하게 나타난다. 같은 환경이지만, 일조량의 차이만으로 계절이 다르게 나타나고 계절이 바뀜에 따라 생명체들과 생명 활동이 다르게 나타난다. 봄, 여름에는 생명이 넘치고 가을, 겨울에는 생명이 부족해지는 것이다.

태양 에너지의 다소(많고 적음)가 생명 현상의 근본이므로 '태양 에너지의 다소를 기준으로 체질을 분류할 수 있다'는 가설을 세우게 되었고, 생일체질이라는 새로운 이론을 만들게 되었다.

1. 생명의 중심인 태양 에너지

지구는 공기와 땅과 물을 지니며 태양의 열에너지가 지속적으로 도달하는 공간이다. 자세히 살펴보면, 태양 에너지를 동력으로 이용하고 공기와 물을 매개로 하여 땅(영양)에 변화를 주는 것이 자연의 생명 활동이다.

태양 에너지의 도움 없이는 씨앗에서 싹이 나고 줄기가 자라고 나무로 변하고 꽃이 피고 열매를 맺는 자연의 생명 현상은 일어날 수 없다. 또한 시냇물은 흘러 바다로 들어가기만 할 뿐, 증발하여 구름을 형성한 후에 비로 내려서 다시 시냇물이 되지 못하는 것이다. 따라서 지상의 모든 동식물은 결코 존재할 수가 없다. 태양 에너지 없이는 자연의 모든 생명이 한순간도 살 수 없는 것이다.

자연은 사람에게 필요한 온도 습도 풍도와 음식을 제공한다. 이것을 바탕으로, 사람은 생명을 이어 간다. 자연의 생명 활동은 모두 태

생일체질로 면역력과 건강의 힘 키우기

양 에너지에서 시작되므로 결국 사람의 생명 활동도 태양 에너지에서 시작되는 것이다. 자연에서 생명 활동이 없어진다면 사람의 생명 활동도 없어지게 된다. 이렇듯 태양 에너지가 생명의 근본이므로 태양 에너지에 대한 감수성을 기준으로 생물의 특성을 구분하지 못할 이유는 없다. 따라서 사람의 특성을 구분하는 기준으로 삼을 수 있는 것이다. 이런 이유로 생일체질은 태양 에너지의 감수성을 기준으로 체질을 나누게 되었다.

한의학에서도 생명을 설명하는 출발점은 태양 에너지다. 한의학의 중심인 한열(음양)이 태양 에너지의 다소(많고 적음)를 말하는 것이다. 태양 에너지가 많으면 뜨거운 열이 되고 적으면 차가운 한이 된다. 다시 한열의 편차(온도)가 공기와 수분을 만나서, 풍도 습도의 변화를 만들어낸다. 온도, 습도, 풍도가 어울려 여러 가지 기후 변화를 만들어내는데, 한의학에서는 여러 가지 기후 변화를 '육기'를 이용하여 설명한다. 육기는 풍(바람), 한(냉기), 서(더위), 습(습기), 조(건조), 화(열기)이고 생명 현상을 설명하는 기준으로 삼고 있다.

2. 자연의 활동인 사계절

사계절은 봄, 여름, 가을, 겨울이다. 그런데 생일체질에서는 여기에 더하여 네 번의 중간 계절이 있다. 봄과 여름의 중간, 여름과 가을의 중간, 가을과 겨울의 중간, 겨울과 봄의 중간이다. 한 계절에서 다음 계절로 넘어갈 때 두 계절이 서로 작용하여 만들어 내는 혼합 계절이다. 예를 들어, 봄의 기운이 채 없어지기도 전에 여름의 기운이 들어오면 두 기운이 섞이게 된다. 이때를 혼합 계절로 보는 것이다. 또한 섞인 기운에서 어느 기운이 강하냐에 따라 각각 다시 두 가지로 나뉘므로 임상에서는 여덟 가지의 중간 계절을 이용한다.

태양 에너지의 다소를 제일 정확하게 표현하는 것은 15일 단위로 이루어져 있는 24절기다. 따라서 절기가 바로 태양 에너지의 다소이고 기후이다. 이런 이유로 계절을 구분하는 기준으로 절기를 이용한다.

절기를 기준으로 하여 기후를 나누어 보면, 일 년은 봄의 기운, 여름의 기운이 섞인 봄의 기운, 봄의 기운이 섞인 여름기운, 여름기운, 가을의 기운이 섞인 여름기운, 여름의 기운이 섞인 가을기운, 가을기운, 겨울의 기운이 섞인 가을기운, 가을기운이 섞인 겨울기운, 겨울기운, 봄의 기운이 섞인 겨울기운으로 나누어진다.

또한 중간 계절 간의 다른 특성이 있다. 봄에서 여름으로 넘어가거나 가을에서 겨울로 넘어가는 중간 계절은 비슷한 기운이 만나는 것이므로 변화가 적고 자신의 기운이 더 강해지는 특성이 있어서 복잡하지 않지만, 여름에서 가을로 넘어가거나 겨울에서 봄으로 넘어갈 때는 서로 다른 기운이 만나서 독특한 기후를 만들어 낸다. 겨울에서

생일체질로 면역력과 건강의 힘 키우기

봄으로 넘어갈 때는 바람이 발생하고 여름에서 가을로 넘어갈 때는 습기가 발생한다. 따라서 이러한 중간 계절은 중요해서 일반 사계절과 동등하게 취급해야 할 정도다.

특히 여름에서 가을로 넘어가는 중간 계절은 습도가 매우 높은 특성을 지닌다. 중간 계절이긴 하지만, 중요한 습기를 대표하는 계절인 까닭에 사계절과 동등하게 계절로 인정하여 장마철이라 부르고, 사계절과 장마철을 합쳐서 일 년을 다섯 계절로 나누기도 한다.

겨울에서 봄으로 넘어가는 중간 계절은 장마철과 반대되는 경우로 풍한의 계절이다. 독감과 근육·관절의 통증이 잘 나타나는 특성이 있다.

또한 겨울과 봄이 만나는 시기와 여름과 가을이 만나는 시기는 기후의 변화가 강하므로, 기후 변화에 적응하는 활동에 소비되는 에너지가 많다. 따라서 피곤함이 잘 발생한다.

생일체질에서는 사계절과 여덟 가지의 중간 계절을 합쳐 총 열두 가지의 특성을 이용하여 체질을 구분한다.

결국 태양 에너지의 다소가 계절의 변화를 만들고, 계절의 변화가 인체에 영향을 미쳐, 온도와 영양의 변화를 이끈다. 다시 말해서 육기의 변화에 따라 자연이 변화하고 사람이 변화하는 것이다. 봄이 와서 따뜻해짐에 따라서 땅속으로 들어갔던 수분들이 공기 중으로 상승하고, 그 수분의 상승을 따라서 엽록체들이 지상으로 자라나 식물이 번성하며 그 식물을 바탕으로 동물이 자라고 사람이 살아간다. 이러한 생명체들의 활동이 만들어 내는 변화들을 한의학에서는 생(나고), 장(자라고), 화(변성하고), 수(성숙해지고), 장(죽고)으로 설명한다.

3. 생명의 구성 요소

이제 생명체들의 구성 요소에 대하여 살펴보자. 생명은 태양(온도) 흙(영양) 물 공기로 구성된다.

태양은 온도로서 공기와 물과 함께 사람이 살아갈 수 있는 온도, 풍도, 습도를 만든다. 흙과 물과 공기와 온도가 만나서 생명 활동의 환경을 만들어 주고, 그 속에서 미생물들이 발생하고, 미생물 중의 일부가 식물을 만들어 내고, 식물은 동물들의 먹이가 되고, 동물이 죽으면 다시 미생물들의 먹이가 된다. 따라서 생명 활동은 영양이 변화하는 과정이라고 볼 수 있다.

영양을 대사하기 위해서는 다시 공기와 수분이 필요하다. 인체 내에서 흙, 태양, 공기, 물의 역할을 하는 요소들이 필요하기 때문이다. 흙, 태양, 공기, 물이 인체 내로 들어오면 영양, 혈액, 산소, 진액이 된다.

이렇게 흙, 태양, 공기, 물이 들어오는 과정을 한의학은 기혈(기미)의 출입으로 설명한다. 음식의 단계에서는 기미로 설명하고 인체 내에 들어와서는 기혈로 설명한다. 공기를 기라고 하고 음식을 미라고 하며, 에너지를 기라 하고 영양을 혈이라고 한다. 기혈이 인체 내에서 활동하여 사람의 몸을 재생, 성장시키고 생명 활동을 만들어 낸다.

기는 에너지이며 운동과 체온을 유지하고 혈은 인체를 이루는 조직을 성장시키고 재생한다. 이러한 활동의 결과로서 인체의 변화가 나타나고, 변화의 과정을 태어나고 자라고 장성하고 늙고 죽는 것으로 표현한다.

자연과 사람의 관계에서 무엇보다 중요한 것은 자연으로부터 음식을 얻는다는 것이다. 환경과 음식이 모두 중요하지만, 생명 유지에 있어서 음식은 더욱 중요하다. 따라서 음식이 건강을 지속시켜 준다. 또한 음식을 조절하여 부족한 음식은 보충하고 필요 없는 음식은 제한하는 방법으로 질병을 치료할 수 있다. 병이 나타났을 때 빨리 치료해야 할 증상이면 한약으로 치료하고 급하지 않은 증상이면 음식으로 개선하는 것이다.

chapter 02

사람

사람은 기혈이라는 물질로 이루어졌다. 이 기혈이 재료가 되어 한열이라는 생명 활동을 만들어 낸다. 다시 말해서 사람은 기혈로 이루어지고 한열의 작용을 한다고 보는 것이다. 기혈 한열이 사람의 생명 현상을 이해하는 기준이 되는 것이다. 따라서 생일체질에서는 체질적 특성(태양 에너지의 다소)이 이러한 기혈과 한열의 작용에 미치는 영향을 연구하고, 그 연구를 바탕으로 질병을 치료한다.

1. 기혈(에너지와 영양)

기와 혈을 구분하지만 실제로는 분리될 수 없으며 하나처럼 협동하여 생명 활동을 만든다. 예를 들어, 기가 충분해야 물질의 대사가 활발하게 이루어지고, 물질이 충분해야 에너지를 만들 수 있다.

생일체질로 면역력과 건강의 힘 키우기

기는 공기와 영양의 일부가 인체 내에서 작용하여 만들어지는 에너지다. 간단히 말하면, 기는 운동력이다. 또한 대사력을 포함한다. 대사를 일으켜 인체를 움직이게 하고, 조직의 형태를 유지해 준다. 인체에서 움직임은 대부분 심장과 폐와 소화기와 팔다리에서 발생하므로 이들이 기의 근본이 된다. 따라서 폐와 소화기의 활동과 팔다리의 운동을 기의 활동으로 표현한다. 다만 심장은 인체의 중심으로서 기와 혈이 모두 작용하므로 기혈로 나누지 않는다.

혈은 물질이다. 인체를 이루는 물질이며, 기에 의해 움직여지는 물질을 말한다. 공기는 쉽게 들어오고 영양은 힘들게 섭취하므로 영양인 혈을 중시하는 경향이 있다. 따라서 혈을 중심으로 인체 대사를 설명하기도 한다. 건강해지려면 혈액이 고르게 분포되어야 한다. 만약 혈액의 공급이 고르지 않고 차이가 나게 되면 부족한 곳은 부족한 이유로 많은 곳은 많은 이유로 질병이 발생한다. 따라서 분포를 고르게 하면 질병이 치료된다. 예를 들어 혈액이 심폐로 몰리면 교감 신경이 항진되고, 혈액이 사지와 복부로 몰리면 부교감 신경이 항진된다. 고르게 분포시키면 자율 신경이 안정된다.

여기에서, 기와 혈이 만들어내는 질병의 문제와 치료 과정을 간단히 살핀다.

혈이 부족해지면 혈허증이 나타난다. 혈허증의 대표적인 증상은 구화증, 변비, 불면, 통증이다. 구화증은 입맛은 좋은데 소화가 안 되는 증상이다. 입맛은 좋으니 너무 먹어서 소화가 안 되는 것으로 볼 수도 있고, 속이 불편한데도 자꾸 먹으려는 강박증이 있는 것으로 볼 수도 있다.

기가 부족해지면 기허증이 나타난다. 기허증의 대표적인 증상은 기운이 없고, 자려고 하고, 입맛이 없고, 헛땀이 나고, 설사가 나고, 저리고 마비가 오는 것이다.

기가 부족해지면 기를 보충하는 보기 치료를 하고, 혈이 부족해지면 혈을 보충하는 보혈 치료를 한다.

2. 공기와 영양의 출입

기혈이 들어오고 다시 나가는 것을 한의학에서 출입이라고 한다. 물질의 출입은 육부가 담당하고 공기의 출입은 폐가 담당한다. 또한 들어온 후 다시 배출되기 전에 인체에서 대사되는 과정을 승강이라고 한다. 보통 수승화강이라고 표현한다. 승강은 오장이 담당한다. 두 과정을 합쳐 승강출입이라고 한다. 이 승강출입이 생명 활동의 중심이다.

(1) 들어오는 과정

들어오는 과정은 공기가 폐로 들어오는 과정과 음식이 입으로 들어오는 과정으로 구성된다. 물론 피부 호흡도 포함한다.

공기가 폐로 들어오는 기능이 잘 되려면 제일 먼저 숨길이 열려야 한다. 입이 아닌 코로 숨을 쉬는 것이 중요하다. 코로 공기가 들어오는 동안 비강은 공랭식 냉각기로 작용해 머리와 얼굴의 열기를 식히는 작용을 한다. 코에 문제가 있으면, 입으로 숨을 쉬게 된다. 입으로 숨을 쉬면 비강에도 문제가 발생하고, 구강과 위에도 문제가 발생한다. 비강은 공기가 가지 않아서 문제가 발생하고 구강과 위는 공기가 너무 많이 가서 문제가 발생한다. 따라서 코를 통한 호흡에 장애가 있다면 제일 먼저 코를 치료해야 한다.

음식이 입으로 들어오는 활동이 잘 되려면 입맛을 잘 이용해야 한다. 한의학적으로 음식물은 기미로 구성되어 있다. 음식물 중의 기부분은 인체에 들어와서 체온을 높이거나 낮추는 작용을 한다. 음식물 중의 미는 인체에 들어와서 물질(영양)을 구성한다. 미는 입맛으로 느끼며 다섯 가지 맛으로 구성된다. 맛의 차이에 따라 인체 내에서 다르게 작용한다.

음식물 섭취에서 중요한 것은 입맛이다. 몸의 상태에 따라 입맛은 변한다. 필요한 음식이 달라지기 때문이다. 필요한 음식이 있을 때는 그 음식의 맛과 같은 맛으로 입맛이 바뀐다. 따라서 입맛대로 먹으면 필요한 음식을 섭취할 수가 있다. 따라서 입맛이 영양의 불균형을 바로잡아 주는 역할을 할 수 있다. 단지 질병에 의하여 입맛이 왜곡되었을 때는 입맛대로만 먹는 것은 좋지 않다.

(2) 나가는 과정

나가는 과정이 주로 이루어지는 곳은 호흡, 피부, 대변, 소변이다. 나가는 과정을 이용한 치료법이 현재 유행하고 있는 해독이다. 호흡과 피부는 기체성 대사 산물을 배출하는 경향이 강하고 대소변은 대사 과정에서 나타나는 물질적인 찌꺼기를 배출하는 경향이 강하다. 간단하게 말해서, 휘발성 물질은 피부로, 지용성 찌꺼기는 대변으로, 수용성 찌꺼기는 소변으로 배출한다.

체온 조절을 위한 수분 배출은 주로 호흡기와 피부가 담당하고, 독소를 배출하기 위한 수분 배출은 대변과 소변이 주로 담당한다. 독소 배출의 측면에서는 무엇보다 대변을 통한 배출이 중요하다. 대변은 주재료인 섬유소에 대사 찌꺼기와 필요 없는 물질들과 독소들을 흡착시켜 함께 배출시킴으로써 해독 작용을 한다.

배출의 대사가 잘 이루어지고 있는가를 알기 위해서는 대변을 중심으로 소변, 땀, 체취, 구취 등의 상태를 살핀다.

3. 세포

사람은 50조 개의 세포로 구성되어있고, 각 세포는 20개의 미생물

친구들과 상호 협조하며 살고 있다. 인간의 생명 활동은 50조 개의 세포와 1,000조 개의 친구 미생물들이 함께 공존하며 협력하여 만들어내는 것이다.

사람은 배양액 역할을 하는 혈액을 먹고 사는 미생물 같은 세포들의 집합체로 이해할 수 있다. 배양액에 문제가 있으면 미생물들은 죽고, 배양액에 문제가 없으면 미생물들을 성장하고 생명 활동을 펼친다. 배양액과 미생물의 관계와 혈액과 세포들의 관계는 똑같다. 미생물의 바탕은 배양액이고 세포들의 바탕은 혈액이다. 따라서 한의학에선 생명의 바탕을 혈로 본다. 좋은 혈액이 충분히 있으면, 세포들은 건강하게 활동하고 인체는 생명력을 지속시킬 수 있다. 또한 혈액의 상태를 알게 되면 세포들의 상태를 알게 되고 또한 전체적인 건강 상태를 알 수 있다. 혈은 인체 생명의 바탕이므로 혈이 흐르는 곳은 건강을 유지해 나가지만, 혈이 흐르지 않는 곳은 건강을 유지해 나가기 어렵다. 그러므로 질병의 원인을 혈액 자체의 문제와 혈액 순환의 문제로 통합할 수 있다. 따라서 치료 방법도 혈액 자체를 건강하게 하는 방법과 그 혈액이 곳곳으로 흐르게 하는 방법으로 통합할 수 있다.

여기에서 진맥이 중요한 이유를 알 수 있다. 진맥은 혈액의 양과 질, 혈액을 담은 혈관의 상태, 혈액을 순환시키는 심장의 운동력을 파악하는 진찰법이다. 따라서 진맥을 이용하여 혈액의 건강 상태를 파악하고 세포의 건강상태를 유추하는 것이다. 또한 모세혈관이 드러난 입술과 혀를 관찰하여 혈액의 상태를 살핀다.

심장의 박동을 기준으로 기(운동력)의 상태와 심장의 상태를 살피고 혈액과 혈관을 기준으로 혈(혈액)의 상태를 살핀다. 또한 빠르게 박동하느냐 느리게 박동하느냐를 기준으로 한열을 살핀다. 따라서 몸의 구성인 기혈과 몸의 활동인 한열을 모두 살필 수 있다.

각각의 세포들은 연합하여 여러 가지 기능체를 만들어 낸다. 구조를 이루는 피부, 혈맥, 근육, 인대, 뼈를 만들고, 대사 활동을 하는 간, 심장, 비장, 폐, 신장의 오장과 쓸개, 소장, 위, 대장, 방광의 육부를 만들고, 감각을 수용하는 눈, 코, 입, 귀, 혀를 만들어 낸다. 세포들이 필요에 따라서 협력하여 다양한 조직들을 만들어 내는 것이다. 결국 인체는 세포들의 공동체이다.

4. 생명 활동인 승강

영양과 산소가 세포에서 대사되어 나타나는 열과 에너지의 활동이 조화를 이루는 것을 승강이라고 한다. 간단히 말해서 세포들이 조화롭게 활동하는 것을 승강이라고 하는 것이다. 승강이 잘 이루어지려면 영양과 산소가 혈액 속으로 잘 들어와야 하고 혈액이 모든 세포들에게 골고루 제공되어야 한다. 따라서 승강은 음식이 들어오고 소화되고 다시 노폐물과 함께 배출되는 과정과 혈액 속으로 들어온 영양과 산소가 전신의 세포로 고르게 공급되는 과정과 영양과 산소를 이용하여 세포가 활동하는 세 가지 과정이 잘 이루어져야 한다.

　'사람은 기혈이 출입승강조화하는 존재'라고 정의할 수 있다. 사람은 자연으로부터 공기와 물과 음식을 받아들여서, 혈액과 세포를 만들고, 열과 에너지를 생산하여 활동하고, 대변·소변·피부로 대사 산물을 배출하면서, 생명 활동을 유지해 나가는 것이다. 다른 한편으로 설명하면, 공기인 기와 물과 영양으로 이루어진 오미를 받아들여 오장육부와 피육맥근골을 만들고, 열과 에너지를 생산하여 승강운동하고, 경락으로 균형을 형성하여 승강운동을 구석구석 전하면서 생명을 이어가는 것이다.

　이것에 근거하여 한의학의 생명 징후론을 만들었다. 한의학적인 생명 징후는 호흡, 수면, 소화, 배설, 활동(균형)이다. 생명 징후는 생명 활동의 근본이다. 따라서 생일체질의 치료는 생명 징후를 바로잡아 주는 것에서 출발한다.

PART 3

한의학

한의학의 역사

1. 한의학의 발전 과정

한의학의 발전 과정은 간략하게 정리하면, 4단계로 구분하여 이해할 수 있다. 황제내경 시대, 상한론 시대, 후세방 시대, 체질 의학 시대다.

황제내경(보건 의학) 시대는, 치료 의학보다는 예방 의학적인 경향이 강하다. 사람들의 건강 유지를 우선으로 생각하였기 때문이다. 다시 말해서 병이 오기 전에 건강을 유지하는 의학인 것이다. 따라서 관리 의학, 예방 의학, 평소의 면역력 증대 의학이라 할 수 있다. 물론 침, 뜸, 약물의 전문적인 치료도 일부 하였다.

상한론 시대는, 전문 의약품 시대라 할 수 있다. 이때부터 사람보다 질병을 우선으로 생각하였다. 황제내경 시대에는 병원균에 감염되거나 평소 건강 관리에 실패하여 증상이 심한 환자를 적극적으로 치료하지 못하는 문제가 있었다. 따라서 이를 보완하기 위한 노력이 생기게 되었고 그 결과 감염증에 대한 연구를 발전시켰고 전문 의약품을 개발하게 되었다. 다시 말해서 상한론이라는 학설을 세우고 전문 치료 약물을 개발한 것이다.

후세방(금원사대가) 시대는, 전문 영양물질 시대라고 할 수 있다. 질병을 우선으로 진찰하면서 허약해진 사람의 상태를 함께 참고하였다. 전문의약품의 부작용이 심하게 나타나자 그러한 폐단을 보완하기 위하여 인체에 부작용이 없으면서 체력을 회복시키는 방법으로 질병을 이겨내야 한다는 관점이 생기게 되었기 때문이다. 따라서 전문적 영양물질의 역할을 하는 한약을 개발하였다. '음식과 한약은 한가지다'는 의미를 지닌 '약식동원'이라는 말이 여기에 근거를 두고 있다. 배고파서 먹으면 음식이고, 아플 때 먹으면 한약이란 뜻이다. 전문적 영양물질을 요즘 말로 하면, 보약이다. 전문 의약품의 시대를 거쳐 전문 영양물질의 치료제를 개발했으므로, 이때부터 약물 의학이 완전해지게 되었다. 이때까지의 의학을 총정리한 것이 《동의보감》이다.

후세방 시대의 중심 관심사는 약한 환자를 전문 의약품으로 치료하면 부작용이 심하다는 것이고 이러한 문제를 극복하려면 약한 부분을 전문 영양물질로 보충해 주어야 치료된다는 것이다. 사람들마다 약해지는 부분이 다르게 나타나므로 보중익기, 보음론, 보양론의 다른 이론들이 나타났다. 이렇게 다르게 나타나는 약한 부분을 기준으로 생일체질의 유형을 구분하였다.

체질 의학 시대는, 개인 의학 시대라고 할 수 있다. 다른 말로 하면, 개체 의학 시대라 할 수 있다. 전문 의약품과 전문 영양물질 시대를 거치면서 질병 위주로 치료하다 보니 정작 병을 앓고 있는 사람에 대한 배려가 부족하게 되었다. 속된 말로 병은 나았는데 사람은 죽을 수도 있다는 것이다. 그러한 문제를 극복하기 위해서 환자의 상태를 먼저 생각하고 질병을 다음으로 반영하게 되었다. 전문 의약품 시대를 거치면서 질병을 중시하는 치료에서 다시 몸의 상태를 살피는 치료로 돌아온 것이다. 질병보다 사람의 건강 상태를 먼저 살피는 관리 의학, 예방의학, 음식 의학의 장점을 다시 치료에 이용하게 된 것이다.

황제내경의 시대에는 보편적인 사람을 대상으로 한 보건 의학적인 특성을 지니고 있다면, 체질 의학 시대에는 그와 다르게 환자가 지니고 있는 개인만의 특성을 반영한다는 차이점이 있다.

개인의 특성을 반영하는 체질 의학 시대가 되어서야 한의학이 완성되었다고 볼 수 있다. 이러한 체질 의학은 우리나라에서 최초로 만들어졌고, 그 이후 지속적으로 발전하고 있다. 따라서 완성된 한의학은 현재 우리나라에만 있다고 볼 수 있다.

2. 단계별 특징

(1) 황제내경 시대

1세대 한의학이다. 《황제내경》과 《신농본초경》이 중심 의서다. 황제내경의 내용은 보건 의학이라고 볼 수 있다. 생활(음식, 의복, 거처, 환경)의 개선으로 병을 예방하고 고치는 단계다. 혹 단방약이나 몇 개의 한약과 침 뜸으로 병을 고쳤다.

참고로 생일체질의 가설(이론)은 보건 의학인 《황제내경》에 근거를 둔다.

(2) 상한론 시대

2세대 한의학이다. 《상한론(온병조변)》, 《금궤요약》이 중심 의서다. 상한론이 먼저 나오고 온병은 한참 후에야 정리되었지만, 상한과 온병을 편의상 함께 포함시킨다. 상한과 온병이 합쳐져야 급병의 한의학이 완성되기 때문이다. 장중경과 유하간이 중심 의사이고 감염병을 주로 설명하였다. 현대에는 영양과 위생의 발달로 면역력이 높아져서 상한론의 중요성은 많이 떨어졌다.

내경 시대의 치료 맹점은 위기관리 능력이 떨어진다는 것이다. 이러한 문제를 해결하기 위해서 장중경의 상한론이 나온 것이다. 상한론은 위기관리 치료법이며, 적극적 약물 치료법(강하고 독한 약물 이용)을 이끌었다. 이때 처음으로 처방을 구성하는 이론인 방제학이 나왔다. 증상도 복합 증상군으로 나누어 진찰하고 약물도 복합 약물로 치료한 것이다. 상한론과 전문 의약품은 비교하자면 양방의 항생제와 응급 의료와 같은 것이다. 양방 치료의 부작용이 속출하듯이 장중경의 전문 의약품도 부작용이 속출했다. 장중경은 응급한 사람을 살리기 위하여 고방(전문 의약품)을 만들었는데, 증상의 개선 효과가 좋으니, 전문 의약품을 모든 환자에게 처방하는 사태가 발생하게 된 것이다. 따라서 전문 의약품을 처방하면 안 되는, 면역력이 저하되거나 응급하지 않은 환자들에게도 처방하였고, 환자의 건강 상태가 점점 나빠지는 사태가 발생하였다.

상한론의 특징은 환자의 상태보다는 급격한 증상을 위주로 질병을 파악하고 증상을 먼저 안정시키는 치료를 한다는 것이다. 따라서 상한약은 오래 복용할 수가 없고, 초기에 잠시 복용하여 급한 증상들을 안정시키면 복용을 중단해야 한다. 따라서 요즘의 양약과 비슷한 특성이 있다. 이러한 이유로 양의학적으로 진단하고 한의학적으로 치료하는 일본 사람들은 상한론을 중요하게 생각한다. 또한 현재에도 상한론을 이용하고 고방을 처방하여 질병을 치료하고 있다.

(3) 후세방 시대

3세대 한의학이다. 《비위론》, 《단계심법》, 《경악전서》가 중심 의서이다. 이동원, 주단계, 장경악이 중심 의사다. 보중익기, 자음강화, 부양론이 중심 이론이다. 전문 영양물질인 보약의 시대라고 할 수 있다. 자세히 살펴보면, 보중익기는 기를 보하는 것이고, 자음강화는 음을 보하는 것이고, 부양론은 양을 보하는 것이다. 혈을 보하는 것은 음을 보하는 것으로 같이 이용하였다. 따라서 보혈을 주장하는 이론은 부족하였다. 현재 우리나라는 보혈을 임상에서 많이 이용한다. 사물탕이 혈을 보하는 대표적인 약인데, 사물탕을 너무 많이 이용하여 김사물이라고 불리는 한의사가 있었을 정도다. 혈을 보하는 것을 보충한다면 보기, 보음, 보혈, 보양의 4대 보약이 완성된다. 4대 보약이 생일 보약이다. 체질 의학의 이론적인 부분은 체질 의학 시대에 완성되었지만, 한의학의 약물학은 후세방 시대에 완성되었다고 볼 수 있으므로, 전문 영양물질인 후세방을 생일 보약으로 이용하는 것이다. 따라서 생일 보약의 중심에 보기약, 보음약, 보혈약, 보양약이 자리하고 있다.

양의학적 치료도 요즘 영양학에 접근하고 있다. 하지만 음식 조절과 약간의 영양제를 처방하는 수준에 머물러 있다.

여기에 중요한 것이 있다. 생일체질의 체질적 특성이 여기에서 나왔다는 사실이다.

이동원의 기가 약한 경향은 무력 체질, 주단계의 음이 약한 경향은
열 체질, 김사물의 혈이 약한(건조한) 경향은 건조 체질, 장경악의 양이
약한 경향은 냉 체질이다.

(4) 체질 의학 시대

4세대 한의학이다. 《동의수세보원》이 중심 의서이다. 이제마가 중
심 의사다. 이제마가 동의수세보원을 집필하여 체질 의학을 시작하였
다. 같은 조건에서도 서로 다른 반응이 나오고 또한 다른 증상들이 나
오는, 사람의 개별적인 특성을 밝힌 것이다. 따라서 체질 의학 시대는
개인의 특성을 배려하면서 건강 관리와 치료를 한다.

체질 의학의 시대에 와서야 보건(건강 관리) 전문의약 영양학 개인 특
성을 모두 반영하는 치료를 하게 되었다. 이때에 이르러 한의학이 실
제로 완성되는 것이다.

여기에서 소개할 내용이 있다. 체질 의학이 본격적으로 나타나기 전
에 한의학에서 이용한 유형별 치료들이다. 다만 선천적으로 체질을 타
고난다는 개념은 없었다. 따라서 진단 당시의 몸의 상태를 관찰하여,
유형별로 분류하고 질병을 파악하여 치료하였다.

한의학에서 주로 이용한 분류군은 세 가지라 할 수 있다. 사람의 외

형을 기준으로 하는 것과 외부적인 환경의 변화를 기준으로 하는 것, 나이가 들어가는 것을 기준으로 하는 것이다.

외형을 기준으로 분류하는 것은, 비백인(살이 찌고 피부가 하얀 사람)과 흑수인(마르고 피부가 검은 사람)으로 나누어 보는 것이다. 사람의 형체를 보고, 그 형체에 따라서 다른 어떤 특성들을 도출해내는 진단 방법이다. 태양 에너지를 많이 받으면 검은 사람이 되고 적게 받으면 하얀 사람이 된다. 검은 사람은 차단막을 만드는 것이며 하얀 사람은 투과율을 높이는 것으로 이해할 수도 있다. 하얀 사람은 기운이 없고 뚱뚱하면서 수습정체가 많고, 검은 사람은 화의 기운이 있고 마르면서 혈이 부족하다고 판단한다. 이것은 생일체질의 진단에서도 이용한다.

외부의 환경인 기후의 영향을 기준으로 분류하는 것은, 계절적 특성에 의해 사람의 특성도 따라서 바뀌므로, 그 변화하는 특성을 따라 건강 관리를 다르게 하는 것이다.

봄, 여름, 가을, 겨울의 계절을 기준으로 사람을 나눈 것이 아니고 계절에 따라서 사람의 몸의 특성이 바뀌는 것을 반영하였다. 다시 말해서 계절별로 다른 특성의 사람들이 있는 것이 아니고, 같은 사람이 계절이 바뀜에 따라서 다른 특성을 일시적으로 지니는 것이다. 계절에 따라서 사람들의 특성이 달라지는 것처럼 생각한 것이다.

여기에서 중요한 것이 있다. 생일체질 이론이 발생한 지점이기 때문이다. 만약 일 년의 변화에 따라서 사람의 특성이 조금씩 달라진다면, 태어날 때의 계절적 특성의 작용은 더욱더 클 것이고, 따라서 사람의 특성을 결정지을 수도 있다는 생각에서 생일체질의 가설을 만들게 된 것이다. 따라서 봄의 사람들, 여름의 사람들, 가을의 사람들, 겨울의 사람들, 여기에서 생일체질의 체질적 기준이 생겨났다.

나이가 들어가는 것을 기준으로 분류하는 것은, 나고 자라고 늙고 죽는 삶의 과정을 따라서 몸의 특성이 달라진다는 것이다. 보통 일생의 과정을 사계절로 표현한다. 어릴 때는 봄, 청년기는 여름, 장년기는 장마철, 중년기는 가을, 노년기는 겨울로 이해하는 것이다.

chapter 02

한의학의 중심인
음양오행의 간단한 설명

'음양오행'을 간단히 설명하면 '음양'은 존재론(인식론)이고 '오행'은 작용론(활동론)이라고 할 수 있다. 무언가 존재하려면 어떤 특성이 있는 기운이나 물질을 이루어야 한다. 특정한 기운이나 물질이 이루어졌다는 것은 이미 다른 기운이나 물질도 이루어졌다는 것을 의미한다. 하나가 존재한다는 것은 그 하나와 구별되는 무엇이 있다는 것을 의미하기 때문이다. 따라서 무언가가 존재한다는 것은 이미 두 가지의 기운으로 나뉘었다는 것이다. 이 두 가지의 기운을 음양이라 한다.

생명 현상은 변화해야 한다. 따라서 이 음양이 생명 현상을 대변하려면 음양 또한 변해야 한다. 변화한다는 것은 하나의 기운이 다른 기운으로 옮겨가는 것을 뜻한다. 옮겨가려면 중간 단계가 있어야 한다. 따라서 두 가지 기운의 중간 과정이 생긴다. 예를 들어 '양'이라는 기운이 있고 '양에 속하지 않은 기운(음)'이 있다면, 이 음양은 고정불변의 기운이 아니라 변화하는 기운이므로 음과 양이 섞이는 지점이 발생하게 된다. '양'에서 '음과 섞이는 양'으로 '음과 섞이는 양'에서 '중간'으로 '중간'에서 '양과 섞이는 음'으로 '양과 섞이는 음'에서 '음'으로 이동하는 것이다. 이러한 과정을 '목화토금수'인 '오행'으로 표현한다. '양'을 '화'라 할 수 있고, '음과 섞이는 양'을 '목'이라 할 수 있고, '중간지점'을 '토'라 할 수 있고, '양과 섞이는 음'을 '금'이라 할 수 있고, '음'을 '수'라 할 수 있다. 또한 오행은 기운의 표현뿐만 아니라 그 작용력이 물질화된 것들을 의미하는 경우가 많다.

'음양'은 기운과 물질을 인식하는 토대이고 '오행'은 그 기운들이 생명력을 발휘하는 것을 설명하는 토대다. 다른 한편으로 음양은 육기의 의미로서 생명 활동을 의미하고, 오행은 생명 활동이 물질화된 것을 의미하기도 한다. 자연에서 물질화된 오행의 대표적인 것은 오미이고 사람의 생명 활동의 기초가 된다. 이것은 또한 한약재가 되어 치우친 생명 활동을 바로잡아 주는 바탕이 된다.

음양의 변화로 이루어지는 오행의 현상으로 표현되는 생명력이 자연에서 처음 시작하는 것을 한의학에서는 사계절의 작용으로 이해한다. 사계절의 변화(자연의 생명 활동)가 기후의 변화이고 그 기후의 변화에 따라서 모든 생명 현상이 일어나며 모든 생명체가 생명 활동을 이어가는 것이다. 따라서 사계절이 변화가 인체에 미치는 영향을 기준으로 체질적 특성을 파악할 수 있다.

결론적으로 음양오행은 자연이 생명 활동을 지속하는 것을 표현하는 것이고, 한의학은 이러한 음양오행을 이용하여 자연의 생명 활동을 이해한다. 따라서 생명 활동을 이해하기 위해서는 사계절의 변화에 따른 기후의 변화와 그 기후의 변화에 따른 사람의 생명 활동의 변화를 잘 이해해야 한다.

생일체질은 자연과 사람의 생명 활동을 기반으로 이론을 만들었다.

chapter 03

생명 활동의 중심인
기혈과 한열의 간단한 설명

  자연은 변화한다. 또한 순환한다. 그 과정에서 생명이 탄생하고 생명 현상이 이루어진다. 생명 활동을 구체적으로 표현하면, 태양 에너지의 변화에 따라 영양과 미생물이 변화하는 것이라고 할 수 있다. 사람도 결국 미생물인 세포들이 영양을 받아들이고 대사하고 배출하는 과정일 뿐이다.

  태양 에너지의 변화로 사계절과 낮과 밤이 생기고 그 사계절과 낮과 밤의 변화를 따라 영양과 미생물의 변화가 일어난다. 봄에는 싹이 나고, 여름에는 자라고 꽃이 피고, 가을에는 열매 맺고, 겨울에는 죽는 것이다. 다시 말해서 사계절과 낮과 밤의 변화로 동식물과 미생물의 변화하는 것이 자연의 생명 현상이다.

  자연의 생명 현상 중에서 일부분을 차지하는 것이 사람의 생명 활동이다. 자연의 생명 활동 속에서, 영양과 미생물이 이동하는 과정에서 일시적이고 부분적으로 모여 있는 덩어리가 '나'인 것이다. 따라서 자연은 '큰 나'이고 '나'는 '작은 나'라고 할 수 있다. 자연이 흘러가는 과정 중의 한 부분이 '나'이기 때문이다.

'나'의 입장에서 보면, 나는 자연의 영양과 미생물 받아들이고 대사하고 다시 배출하는 존재이다. 자연의 입장에서 보면, 자연의 생명 현상의 한 부분이라고 할 수 있다. 간단히 말해서 자연의 영양을 대사하는 세포들의 모임인 것이다. 따라서 '나'는 세포와 영양으로 이루어졌다. 다시 말해서 영양은 혈액이고 세포는 대사다. 세포의 대사를 한의학에서는 '수승화강'으로 표현한다. 그래서 사람을 한의학에서 '영양이 출입하는 과정에서 수승화강하는 존재'라고 표현한다.

세포(세포도 일종의 미생물)들이 영양을 출입시키면서 죽고 살고 들어오고 나가는 활동을 반복하는 것이 사람의 생명 현상이다.

자연의 영양과 미생물이 사람의 영양과 미생물로 순간순간 들어오고 나가므로 자연의 생명 현상과 사람의 생명 현상은 서로 밀접하게 연결되어있으며 서로 하나라고 볼 수 있다. 영양물질과 미생물이 태양에너지에 의하여 변화하는 것이 자연이라면, 들어온 영양을 이용하여 세포들이 대사하는 활동이 사람이다.

자연의 생명 현상은 계절과 낮과 밤의 변화를 따라 생겨나므로 계절의 변화를 중심으로 인체에 미치는 영향을 살펴야 한다.

생일체질로 면역력과 건강의 힘 키우기

기혈의 입장에서 살펴본다면, 자연은 기혈로 이루어지고 그 기혈이 계속 변화하고 역동하는 공간이다. 기혈이 역동하는 과정에서 잠시 모여 덩어리를 이루는 것이 사람이다.

사람의 입장에서는 기혈이 받아들이고 대사하여 한열 활동을 발생시키고 다시 기혈을 배출하는 과정이 사람이다.

다시 말해서 생명 활동은 영양이 대사되는 과정이라고 할 수 있다. 한의학적으로 영양은 기혈이고 대사는 한열이다. 따라서 생명 활동은 기혈이 한열 현상을 일으키는 것이다. 여기에 기혈이 들어오고 나가는 과정이 포함하면, 출입하는 기혈이 한열 활동을 발생시키는 것이 사람의 생명 활동이라 할 수 있다.

따라서 생일체질은 기혈이 출입하고 한열을 대사하는 과정을 중심적으로 진찰하고 치료한다. 기가 부족하면 기를 보충하고 혈이 부족하면 혈을 보충하고 한의 대사가 부족하면 한의 활동을 촉진하고 열의 대사가 부족하면 열의 활동을 촉진해 주는 것이다. 기가 부족한 경우는 무력 체질이고, 혈이 부족한 경우는 건조 체질이고, 한의 대사가 부족하면 열 체질이고, 열의 대사가 부족하면 냉 체질이다.

이 과정에서 노폐물이 너무 많이 발생하거나 잘 배출되지 않으면 몸 안에 독소가 쌓인다. 건강을 유지하거나 질병을 치료하기 위해서 쌓인 독소를 배출시키는 것이 또한 중요하다. 해독 활동도 생명 활동의 일부분이다. 생명 활동이 약해져서 독소가 배출되지 못하는 경우가 많다. 따라서 기를 보충하면서 해독해야 하는 경우도 있고 혈을 보충하면서 해독해야 하는 경우도 있으며 한의 활동을 촉진하면서 해독을 해야 하는 경우도 있고 열의 활동을 촉진하면서 해독을 해야 하는 경우도 있다. 따라서 다음 책으로 《생일체질 해독법》을 준비해 놓았다.

사람의 구성을 간단히 살펴보면, 사람은 50조 개의 세포로 이루어져 있다. 여기에 더하여 그 20배의 미생물이 살고 있다. 미생물은 세포와 공존하면서, 정서에 작용하여 성격과 기호에 영향을 주고, 소화를 돕고, 효소를 촉진하여 대사 활동을 돕고, 병원성 미생물을 억제하고, 노폐물을 분해해 준다. 따라서 약 1,000조 개의 미생물이 함께 만들어내는 생명 활동의 집합체가 사람이다. 세포는 보통 3개월이 지나면 90% 이상이 바뀐다. 미생물들도 죽고 태어나고 들어오고 나가는 과정으로 계속 바뀐다. 항상 바뀌는 과정이 이어져 생명을 이어가는 것이다.

마치 사계절이 바뀌면서 자연의 모습이 바뀌듯 세포와 미생물들도 계속 바뀌는 것이다.

세포들이 활동하여 만들어내는 수승화강을 간단히 살펴보면, 수승화강의 활동은 주로 밤(수면 시간)에 이루어진다. 곳곳의 세포에서 에너지 대사가 잘 이루어지게 되면 심장이 안정되고 배가 따뜻해진다. 이러한 상태를 수승화강이 잘된다고 표현한다. 이 수승화강이 잘 되는 것이 무엇보다 중요하다. 기초 물질을 생산하여 조직을 재생하고 치료하고 마음을 안정시키고 기억을 정리하고 호르몬을 생산하기 때문이다. 또한 영양이 사용되는 마지막 단계가 되어 소화를 완성한다. 이 수승화강의 활동이 잘 되면 숙면을 이루게 된다.

생일체질로
면역력과 건강의 힘 키우기

초판 1쇄 인쇄 2018년 09월 07일
초판 1쇄 발행 2018년 09월 13일
지은이 이주연

펴낸이 김양수
편집·디자인 이정은
교정교열 장하나

펴낸곳 도서출판 맑은샘
출판등록 제2012-000035
주소 경기도 고양시 일산서구 중앙로 1456(주엽동) 서현프라자 604호
전화 031) 906-5006
팩스 031) 906-5079

홈페이지 www.booksam.kr
블로그 http://blog.naver.com/okbook1234
이메일 okbook1234@naver.com

ISBN 979-11-5778-332-8 (03510)

* 이 책의 국립중앙도서관 출판시도서목록은 서지정보유통지원시스템 홈페이지
  (http://seoji.nl.go.kr)와 국가자료공동목록시스템(http://www.nl.go.kr/
  kolisnet)에서 이용하실 수 있습니다.
  (CIP제어번호 : CIP2018029192)